DES

BATTEMENTS DU FOIE

DANS

L'INSUFFISANCE TRICUSPIDE

PAR

Le D M.-F. MAHOT

ANCIEN INTERNE LAUREAT DES HOPITAUX DE NANTES,
PROSECTEUR DE L'ÉCOLE PRÉPARATOIRE DE MÉDECINE DE NANTES,
INTERNE EN MÉDECINE ET EN CHIRURGIE DES HÔPITAUX DE PARIS,

PARIS

ADRIEN DELAHAYE, LIBRAIRE-ÉDITEUR

PLACE DE L'ÉCOLE-DE-MÉDECINE.

1869

DES

BATTEMENTS DU FOIE

DANS

L'INSUFFISANCE TRICUSPIDE

Paris. A. PARENT, imprimeur de la Faculté de Médecine, rue M.-le-Prince, 31.

DES

BATTEMENTS DU FOIE

DANS

L'INSUFFISANCE TRICUSPIDE

PAR

LE DR M.-F. MAHOT

ANCIEN INTERNE LAURÉAT DES HÔPITAUX DE NANTES,

PROSECTEUR DE L'ÉCOLE PRÉPARATOIRE DE MÉDECINE DE NANTES,

INTERNE EN MÉDECINE ET EN CHIRURGIE DES HÔPITAUX DE PARIS,

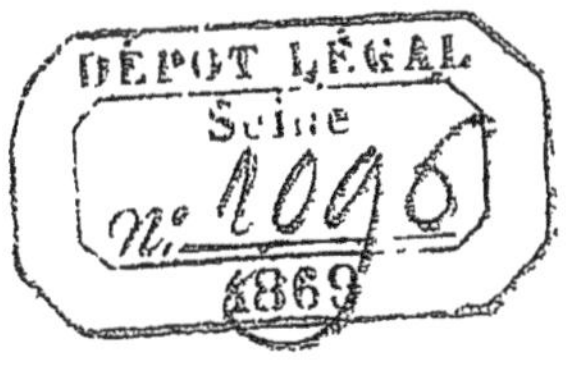

PARIS

ADRIEN DELAHAYE, LIBRAIRE-ÉDITEUR

PLACE DE L'ÉCOLE-DE-MÉDECINE.

1869

INTRODUCTION

Au commencement de cette année, nous avons été conduit à constater d'une façon frappante un signe peu connu de l'insuffisance tricuspide, les battements hépatiques.

Sur une malade du service de M. Potain, qui présentait une affection cardiaque ancienne, avec un pouls veineux des jugulaires des plus caractérisés, nous venions de pratiquer pour une ascite énorme la paracentèse abdominale.

Aussitôt après l'évacuation du liquide, comme la malade se plaignait de ressentir à l'épigastre des battements très-forts, nous explorâmes cette région avec la main.

Les parois abdominales étaient flasques et dépressibles, et rien ne fut plus facile que de limiter, et même de saisir dans la main une tumeur, du volume du poing à peu près, animée de mouvements d'expansion très-énergiques.

Par la percussion et un examen attentif, nous pûmes nous assurer que l'organe que nous avions saisi, et qui présentait des battements si violents, était le lobe gauche du foie.

Notre attention une fois attirée sur ce nouveau signe d'insuffisance tricuspide, nous nous sommes mis à rechercher ces battements du foie sur tous les malades présentant des symptômes d'affection du cœur droit qui se sont succédé dans le service de M. Potain.

Nous avons eu ainsi la bonne fortune de rencontrer, dans le courant de cette année, quatre exemples très-nets de pulsations hépatiques.

Il nous a paru intéressant de réunir ces observations et d'en faire l'objet d'un travail spécial. Nous ne connaissons en effet, en France, les battements hépatiques que de réputation, par quelques écrits du professeur Friedreich, publiés dans ces dernières années à Leipsig (*Arch. gén. de Clin. méd.*, années 1865 et 1866.)

Notre thèse aura donc le mérite de relater les premiers cas de pulsations du foie observés en France, et de faire connaître les travaux et les recherches des médecins allemands sur cette question.

Les battements du foie sont assurément un des signes les moins connus de l'insuffisance tricuspide, et pourtant ce symptôme est caractéristique, suivant nous, de la lésion valvulaire.

De plus, comme le fait très-bien remarquer Friedreich dans son travail sur le *Pouls veineux*, les battements hépatiques sont un signe du début de la maladie ; souvent la première manifestation du pouls veineux, ils peuvent donc dans quelques cas permettre au médecin de diagnostiquer l'insuffisance tricuspide, quand cette affection ne se révèle encore par aucun des signes bien tranchés qui la caractériseront plus tard.

C'est à M. Potain, notre excellent-maître, que nous devons l'idée première de cette thèse. Nous le remercions ici bien sincèrement de la bienveillance avec laquelle il nous a aidé dans ce travail.

Nous lui sommes redevable de tous les tracés de battements hépatiques et jugulaires, qui figurent dans nos observations. Ces tracés nous semblent d'une grande valeur; d'abord parce qu'ils précisent et rendent faciles à saisir les caractères des battements hépatiques.

(Ces caractères seraient très-difficiles à apprécier seulement avec la main.) Ensuite, et surtout, parce que mettant en regard des pulsations hépatiques, d'autres battements tels que ceux de la pointe du cœur, de la veine jugulaire ou de l'artère radiale, ils permettent de voir ainsi d'un coup d'œil à quel moment de la révolution du cœur correspondent les battements du foie.

Le sujet que nous nous proposons de traiter est, comme on le voit, très-limité; il ne comprend que l'exposé d'un symptôme, la pulsation du foie. Mais si la connaissance de ce signe nouveau d'insuffisance tricuspide peut jeter quelque lumière sur la pathologie des maladies du cœur, où se trouvent encore tant de points obscurs, notre travail ne sera pas tout à fait inutile, et nous nous estimerons heureux de l'avoir entrepris.

DES

BATTEMENTS DU FOIE

DANS

L'INSUFFISANCE TRICUSPIDE

HISTORIQUE.

Bien des auteurs ont signalé l'existence des pulsations du foie et de la région épigastrique dans la dilatation du cœur droit, et surtout dans l'insuffisance de la valvule tricuspide.

Mais jusqu'à ces dernières années, les médecins qui ont décrit les pulsations hépatiques les ont rapportées à des mouvements alternatifs d'élévation et d'abaissement communiqués au foie par les battements de la veine cave inférieure.

SENAC, dans son *Traité de la structure et des maladies du cœur*, publié à Paris en 1778, signale la régurgitation qui s'opère quelquefois de l'oreillette droite dans la veine cave inférieure, lorsque le cœur droit est énormément dilaté.

ALLAN BURNS (*Observations on some of the most frequent and important diseases of the heart;* Edinburgh, 1809), indique que des pulsations de la région du foie et de l'épigastre ont été observées plusieurs fois chez des malades atteints d'anévrysme du cœur droit.

KREYSIG (*Traité des maladies du cœur*, Berlin, 1816),

parle de l'existence des pulsations du foie dans les cas de dilatation des cavités· droites et de l'orifice auriculo-ventriculaire du même côté.

Il attribue ces pulsations à un reflux qui s'opère du cœur dans la veine cave inférieure à chaque systole. — Il fait observer que les battements hépatiques se produisent dans des conditions tout à fait analogues à celles qui donnent lieu au pouls veineux de la jugulaire.

CLARUS (*Examen physique du cœur*, Leipsig , 1845, p. 90), fait aussi cette remarque, que dans l'insuffisance tricuspide , les battements de la veine cave inférieure peuvent occasionner des pulsations abdominales.

KNABE (*De venarum intumescentiá atque pulsatione . dissertatio inauguralis;* Berlin , 1853), décrit également d'une manière très-exacte les pulsations du foie, qu'il attribue au reflux sanguin qui s'opère dans la veine cave. Voici comment il s'exprime à la page 14 : « Pulsatio in venâ cavâ inferiore plane iisdem legibus nascitur.— Vis regurgitationis tanta est, ut tota vena usque ad hepar in saccum haud exiguum immutetur; quo hepar ipsum sicut anevrysmate aortæ abdominalis, omni cum contractione cordis tollitur. »

FRERICHS, dans son *Traité pratique des maladies du foie* , rapporte l'observation d'une malade qui présentait tous les signes d'une insuffisance tricuspide.

Dans ce cas, le foie, très-hyperémié, dépassait le rebord des côtes de 1 pouce 1/2. Sa surface granuleuse communiquait à la main la sensation d'une pulsation.

SEIDEL (*Deustch Kliniker*, n° 1, 2, 4; 1863), cite un cas d'insuffisance tricuspide observé à la clinique d'Iéna.

Le malade dont il s'agit présentait, en même temps qu'un pouls veineux très-marqué de la jugulaire interne droite, une pulsation qui avait pour siége la région épigastrique et mésogastrique.

Les battements se sentaient à droite de l'ombilic; ils étaient surtout marqués quand le malade retenait sa respiration, et semblaient, à la palpation, partir d'un corps mou situé profondément.

L'auteur pense que ces pulsations étaient provoquées par la veine cave inférieure. Il ne voit pas pourquoi, dans des conditions analogues à celles précitées, la veine cave inférieure ne serait pas, aussi bien que les jugulaires, le siége du pouls veineux. Cela lui semble d'autant plus admissible que, pour refluer du cœur dans la veine cave inférieure, le sang n'a besoin de vaincre la résistance d'aucune valvule.

Seidel suppose que si les battements de la veine cave inférieure ont été si rarement observés, cela tient aux grandes difficultés que présente le plus souvent l'exploration de cette veine.

Ce qui dans le cas actuel rendait l'examen facile, c'était le peu de développement du ventre, la petite quantité de liquide qui se trouvait dans le péritoine, et surtout le relâchement et l'amincissement des parois abdominales à la suite de plusieurs accouchements.

Geigel, dans un travail sur l'insuffisance tricuspide et le pouls veineux (*Journal de Médecine de Würtzbourg*, vol. IV, année 1864), cite l'observation d'une femme de 63 ans qui présentait les signes habituels de l'insuffisance tricuspide : bruit de souffle intense, systolique, au niveau de la pointe du sternum ; pouls veineux des jugulaires très-marqué, etc.

Chez cette malade, Geigel constata un symptôme qu'il n'avait point encore observé : des battements abdominaux. Je laisse parler l'auteur : « A mon grand étonnement, je trouvai, en explorant l'abdomen, une pulsation que je rapportai à la veine cave inférieure. Personne, jusqu'à ces derniers temps, ne savait, ne supposait même que ce vaisseau pût présenter des pulsations dans l'insuffisance tricuspide. Seidel est le premier qui fit connaître, en 1863, un cas dans lequel il observa des pulsations de la région épigastrique et mésogastrique qui lui avaient semblé produites par la veine cave inférieure. — Je crois, moi aussi, chez ma malade, avoir eu affaire à des pulsations très-prononcées de la veine cave inférieure. L'abdomen était distendu par un épanchement ascitique considérable. A travers les parois du ventre amincies, il était facile de sentir, à trois ou quatre travers de doigt au-dessous de l'appendice xiphoïde, le bord tranchant du lobe gauche. On pouvait suivre ce bord jusqu'au niveau de la ligne mamillaire droite prolongée, là on sentait le lobe droit, qui descendait jusqu'à la crête iliaque.

« Ce lobe est soulevé d'une manière très-nette par des pulsations, dont il est facile de constater l'existence en plongeant les doigts à 10 centimètres à droite de l'ombilic. Ces pulsations ne s'accompagnent ni de souffle ni d'aucun bruit, ce qui devrait être pourtant le cas, si elles étaient dues aux soulèvements imprimés par l'aorte, ou aux battements transmis à l'épigastre par le ventricule droit. Au palper de la surface hépatique, on ne sent du reste ni élevures, ni altérations d'aucune sorte. Tous mes doutes furent complétement levés lorsque j'obtins, avec le sphygmographe de Marey, les tracés de ces pulsations. Chacune des ondulations présentait un dicrotisme systolique, regardé par Bamberger comme caractéristique des courbes veineuses.

« Je pus, en les comparant aux courbes données par la jugulaire, constater qu'elles présentaient une ressemblance évidente avec ces dernières, et déclarer que j'avais affaire à des pulsations veineuses. »

Comme on le voit, tous les auteurs que nous avons cités jusqu'ici n'ont vu dans les battements du foie qu'un soulèvement communiqué par les pulsations de la veine cave inférieure.

Le professeur FRIEDREICH, le premier, a attribué ces battements à des mouvements d'expansion du foie lui-même. Pour lui, la pulsation hépatique est la résultante du pouls veineux de toutes les veines sus-hépatiques. Dans un travail très-remarquable sur le pouls veineux, publié à Leipzig dans les *Archives générales de clinique médicale*, volume I, année 1865, Friedreich, après avoir cité quatre observations d'insuffisance tricuspide, avec pouls veineux du cou et battements hépatiques très-nets, formule dans ses conclusions l'opinion suivante : « Les pulsations du foie sont dues aux pulsations des veines sus-hépatiques elles-mêmes.

« Le foie dont le parenchyme est atrophié, et dont tous les vaisseaux sont dilatés, bat comme un angiôme formé par un lacis de vaisseaux artériels, ou comme le corps thyroïde dans la maladie de Basedow. Il serait donc préférable de désigner sous le nom de pouls des veines sus-hépatiques les battements nommés à tort pulsations hépatiques.

« Le pouls des veines sus-hépatiques peut être considéré comme un des plus sûrs et des premiers signes de l'insuffisance tricuspide confirmée. Dans cette affection, la pulsation hépatique est un symptôme plus constant que le pouls veineux des jugulaires. Il est évident cependant que les pulsations des veines sus-hépatiques peuvent manquer dans l'insuffisance tricuspide, mais, par contre, il me semble impossible qu'il puisse exister des battements des veines sus-hépatiques sans insuffisance de la valvule auriculo-ventriculaire droite. »

Tout dernièrement, M. Maurice Raynaud, dans le travail si bien étudié et si complet qu'il vient de faire paraître sur les affections du cœur (*Nouveau Dictionnaire de médecine et de chirurgie pratiques*, année 1868), indique, d'après Friedreich, au nombre des signes de l'insuffisance tricuspide, les battements des veines sus-hépatiques. Il reproduit même les courbes veineuses qu'a obtenues Friedreich par l'application du sphygmographe de Marey sur la région du foie.

Nous nous rangeons complétement à l'opinion de M. Friedreich, qui nous semble vraie en tous points.

Aussi, dans ce travail, ne nous proposons-nous pas autre chose que de vulgariser et de confirmer par de nouvelles observations un signe de l'insuffisance tricuspide, qui a été très-bien décrit, nous le reconnaissons, par le professeur de clinique d'Heidelberg.

Nous sommes convaincus, comme lui, que, dans presque tous les cas d'insuffisance tricuspide, il existe des battements du foie, battements qui sont dus à un véritable mouvement d'expansion de tout l'organe, reconnaissant pour cause le reflux qui s'opère du cœur dans les veines sus-hépatiques à chaque systole du ventricule droit. Mais, comme nous n'avons encore rien prouvé, et que beaucoup de médecins sont loin de partager nôtre opinion, nous croyons que le meilleur moyen de donner quelque valeur à ce que nous avançons, c'est de montrer, par une observation aussi démonstrative que possible, la réalité des battements hépatiques.

OBSERVATION 1re

Bachy (Antoinette), 38 ans, couturière, entre le 2 janvier 1868, salle Sainte-Anne, n° 20, dans le service de M. le Dr Potain.

Cette femme, mère de deux enfants, a toujours été bien réglée et a joui d'une santé excellente jusqu'en 1865.

A cette époque, elle fut prise d'un rhumatisme articulaire généralisé. Les articulations des genoux, des épaules, des pieds, furent successivement envahies.

Ces accidents locaux s'accompagnèrent d'une fièvre violente avec perte de l'appétit. La malade dut garder le lit pendant au moins quinze jours. Ellé ñe se souvient pas avoir éprouvé à ce moment de palpitations ni de douleurs à la région précordiale.

Après cette première attaque de rhumatisme, la femme Bachy reprit ses travaux habituels, et sa santé parut tout à fait rétablie.

Au mois d'août de la même année, elle se trouva de nouveau arrêtée par une sorte de faiblesse générale sur laquelle elle donne des détails fort obscurs. C'est alors qu'à la suite d'une émotion vive, elle éprouva, pour la première fois, des palpitations. Son ventre gonfla rapidement et acquit en très-peu de jours le volume qu'il a maintenant.

Elle entra à Necker, dans le service de M. Bouley, en octobre. Le traitement consista surtout en administration de digitale.

Au mois de décembre de la même année, elle entra de nouveau dans le service de M. Bouley pour une paralysie occupant tout le côté gauche. Elle sortit huit jours après, ne conservant que quelques tiraillements dans le pied et la main gauche. Elle n'avait cependant pas retrouvé toute sa force, et ne pouvait travailler.

Le 11 mai 1867, la femme Bachy, très-souffrante cette fois de palpitations, entre dans le service de M. Potain. Elle sort en juillet, très-améliorée. Il lui est impossible toutefois de se livrer à de rudes travaux sans éprouver immédiatement des battements de cœur et des étouffements. Depuis deux ans, les règles sont tout à fait supprimées.

La malade a constamment le ventre très-volumineux. Dès qu'elle se fatigue plus que de coutume, elle voit survenir un peu d'œdème des pieds. Elle éprouve de temps à autre de la diarrhée.

Depuis quinze jours, l'œdème des jambes a augmenté beaucoup; la face même s'est tuméfiée; les veines du cou sont devenues très-saillantes. Ces symptômes, sur lesquels la malade attire l'attention, motivent son admission à l'hôpital.

État actuel. A la percussion, ou constate que le cœur est volumineux; la matité de cet organe mesure en hauteur 6 centimètres, transversalement 6 centimètres et demi.

La pointe bat dans le cinquième espace intercostal. Pas de voûssure sensible de la région précordiale. L'auscultation fait percevoir à la pointe un souffle très-fort, qui couvre complétement le premier bruit et remplit tout le petit silence. En auscultant à droite et à gauche de la pointe du cœur, sur les côtés de la poitrine, il est impossible de retrouver le claquement du premier bruit normal. Partout ce bruit est remplacé par le souffle dont nous avons parlé.

Vers le milieu de la région précordiale, on perçoit à la main un frémissement intense. Si l'on applique l'oreille ou le stéthoscope au point où l'on sent ce frémissement, on entend deux bruits de souffle, l'un très-rude, systolique, l'autre plus doux, prolongé, diastolique. Le frémissement répond au souffle qui couvre le deuxième bruit normal.

Du côté des jugulaires, on note un reflux ou pouls veineux des plus caractérisés.

Non-seulement la pulsation est sensible dans les veines jugulaires internes et externes; mais elle l'est aussi dans les jugulaires antérieures, dans les veines faciales et en particulier dans les temporales qui se gonflent à chaque systole cardiaque. Le battement des jugulaires donne lieu à un double soulèvement très-rapide.

Le premier précède d'un intervalle très-court la systole ventriculaire, le deuxième paraît coïncider tout à fait avec le choc de la pointe du cœur.

En appliquant le stéthoscope au niveau des valvules des veines jugulaires internes, on ne perçoit ni souffle, ni claquement valvulaire. Les valvules veineuses sont, dans ce cas, tout à fait insuffisantes. Si l'on presse la veine jugulaire externe avec le doigt, de manière à l'aplatir complétement, le pouls veineux persiste très-nettement au-dessus du point comprimé. Ce phénomène pourrait surprendre au premier abord et faire croire que le battement constaté dans les jugulaires ne provient pas d'un reflux veineux, mais doit être rapporté à l'impulsion communiquée aux veines par les artères avoisinantes.

Dans ce cas, le fait observé s'explique très-bien. Les veines thyroïdiennes et jugulaires antérieures, énormément dilatées, communiquent à plein canal avec les jugulaires externes, et transmettent
par ces larges anastomoses le flot rétrograde au-dessus du point comprimé ; on peut s'assurer du reste, en comprimant sur deux points la
veine jugulaire externe à sa partie moyenne, que les battements
cessent complétement entre les deux points comprimés.

La malade a parfaitement conscience des battements veineux du
cou et de la tempe, et assure qu'elle en est très-incommodée. Du
côté des membres, on n'observe pas de pouls veineux. Les veines su-
perficielles des bras et des avant-bras sont gorgées de sang, mais on
n'y voit aucune ondulation.

Les veines de la poitrine et de l'abdomen se dessinent plus que de
coutume, sans être pourtant très-dilatées. Il a été impossible, dans ce
cas, vu le volume énorme du ventre, d'explorer l'état pulsatile ou
non de la veine cave inférieure.

Dès l'entrée de la malade, on constate une ascite considérable.
L'œdème des jambes, au contraire, est très-peu marqué. Il nous
semble important de noter que, dans ce cas, l'ascite est survenue
longtemps avant l'œdème des membres inférieurs.

En tenant compte des bruits anormaux perçus au niveau des orifices du cœur, et du pouls veineux systolique observé dans toutes les
veines du cou et de la face, M. Potain est conduit à porter le diagnostic
suivant :

Insuffisance mitrale, rétrécissemeut et insuffisance aortique ; insuffisance tricuspide.

La malade qui, à son entrée, présentait une grande fréquence et
quelques irrégularités du pouls, fut soumise à l'emploi de la digitale
(vin diurétique de Trousseau), à la dose d'une, puis de deux cuillerées
par jour. Sous l'influence de ce médicament, le pouls se ralentit rapidement et tomba en quelques jours de 120 à 92, puis à 80. Les
urines qui, jusque-là, avaient été rares et chargées, devinrent abondantes et claires. Malgré cela les battements des jugulaires et l'ascite
persistèrent.

Vers la fin de janvier, une douleur assez violente força à inter-
rompre l'emploi du vin de Trousseau. La diarrhée céda à l'emploi
du sous-nitrate de bismuth. L'usage du vin de Trousseau fut repris, mais, dans les premiers jours de février, la diarrhée, qui reparut de nouveau, en s'accompagnant cette fois d'un état fébrile (2 février, diarrhée abondante, oppression très-grande, peau chaude,
pouls, 108 ; température, 38° 8 dixièmes, rien d'anormal du côté des

poumons), força de nouveau a suspendre l'emploi du vin diurétique. La diarrhée cessa encore une fois sous l'influence du bismuth et des lavements laudanisés; toutefois, la malade éprouva de temps en temps, dans la suite, et cela sans coliques et sans symptômes d'entérite, un flux intestinal séreux. Ce flux durait deux ou trois jours, puis disparaissait.

En même temps que les phénomènes du côté du cœur et des veines restaient les mêmes, l'ascite angmentait chaque jour et rendait de plus en plus difficiles la respiration et l'alimentation.

Le 27 mai, à la visite du soir, trouvant la malade très-oppressée, je me décidai à faire la ponction abdominale, et je retirai environ 10 litres de liquide. Aussitôt après la ponction, la malade se plaignant de battements très-violents, je portai la main dans la région épigastrique. Les parois abdominales, très-minces et très-relâchées, permettaient à ce moment d'explorer avec la plus grande facilité les organes profonds. Je reconnus alors une tumeur du volume du poing, à bords arrondis, que je pus facilement saisir dans la main.

Cette tumeur était animée de battements à peu près isochrones à ceux du pouls, tellement forts et tellement saisissants que je crus tout d'abord à une ectopie du cœur. Je restai persuadé que l'organe que je tenais dans la main n'était autre que le cœur. En pressant sur cette tumeur, j'observai que malgré ses mouvements très-forts d'expansion elle présentait une certaine mollesse, elle se laissait amoindrir, pour ainsi dire exprimer sous la main comme une éponge.

Je n'osai pas pousser plus loin mon exploration craignant de nuire à la malade, je me contentai de contenir l'abdomen avec un bandage de corps, sous lequel je plaçai une grande quantité de ouate.

Le lendemain, à la visite du matin, je racontai à M. Potain le fait très-bizarre que j'avais observé.

M. Potain examina la malade, constata que le cœur était parfaitement à sa place, et beaucoup au-dessus du point où j'avais porté la main.

Nous dessinâmes le foie par la percussion. Cet organe volumineux présentait un lobe gauche très-hypertrophié, occupant la région épigastrique. On pouvait encore saisir très-facilement avec la main le bord inférieur de ce lobe. Le lobe gauche du foie était animé de très-forts battements, que tous les élèves du service purent aisément constater.

Ces battements se sentaient encore très-nettement dans tous les points de l'hypochondre droit occupés par le foie.

Il était, dès lors, de toute évidence que l'organe que j'avais tenu

la veille entre les mains et qui m'avait donné une si étrange sensation n'était autre que le lobe gauche du foie, animé de très-forts
mouvements d'expansion. Les battements très-énergiques, observés
dans ce cas, ne pouvaient avoir pour cause qu'un flot sanguin rétrograde lancé dans les veines sus-hépatiques par le ventricule droit au
moment de la systole, la valvule tricuspide étant insuffisante.

Quelques jours après la ponction, on put enregistrer, avec le polygraphe de M. Marey, les pulsations du foie.

Les deux coquilles de l'instrument furent disposées : l'une au niveau de l'hypochondre droit, dans un point qui répond au bord inférieur du foie qui, dans ce cas, déborde de plusieurs travers de doigt
les fausses côtes, l'autre sur la pointe du cœur. Les plumes des deux
leviers enregistreurs furent amenées sur la même ligne horizontale.
De cette façon, on obtint un double tracé donnant, superposés et parfaitement comparables, les battements du cœur et ceux du foie
(fig. 1).

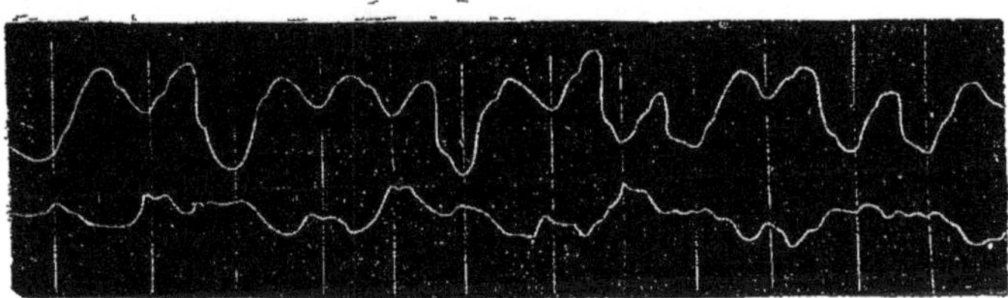

Fig. 1. — Battements du foie; impulsion de la pointe du cœur.

Le tracé donné par les battements du foie est parfaitement net,
celui donné par les pulsations cardiaques est moins caractéristique.
Les pulsations du foie ont une grande amplitude. Les grandes ondulations que l'on voit se dessiner sur la ligne d'ensemble du tracé hépatique, sont des ondulations respiratoires.

En examinant la figure 1, on voit aussi que le battement du foie
ne répond pas exactement à la systole des ventricules, qui se traduit
sur le tracé inférieur par un soulèvement très-appréciable, mais se
trouve un peu en retard sur cette systole.

Presque tous les battements du foie présentent un léger dicrotisme
ascendant (anadicrotisme)

Sur un certain nombre de pulsations hépatiques, on observe aussi
sur la ligne de descente un peu de dicrotisme diastolique.

Peu à peu l'ascite s'est reproduite et le battement hépatique est devenu moins distinct. Cependant on a continué toujours à sentir une
impulsion très-nette au niveau de l'épigastre et de l'hypochondre

droit. L'impulsion paraît correspondre exactement au choc de la pointe du cœur.

La malade se trouvant très-améliorée, sort de l'hôpital.

Le 27 août, nous la revoyons à la consultation. Son état est toujours à peu près le même. Son ventre, distendu par l'ascite, a continué à grossir. L'épanchement, maintenant très-considérable, incommode beaucoup la malade par son poids et par la gêne qu'il apporte à la respiration. Les phénomènes d'auscultation n'ont pas varié; la fréquence du pouls est modérée. Les battements du foie se sentent toujours très-distinctement à l'épigastre et dans tout l'hypocondre droit.

M. Potain, à l'aide du sphygmographe et de l'annexe, qui peut permettre de recueillir avec le tracé du pouls une autre pulsation, enregistre simultanément les battements du foie et ceux de l'artère radiale.

Nous donnons (fig. 2) un des tracés doubles ainsi obtenus.

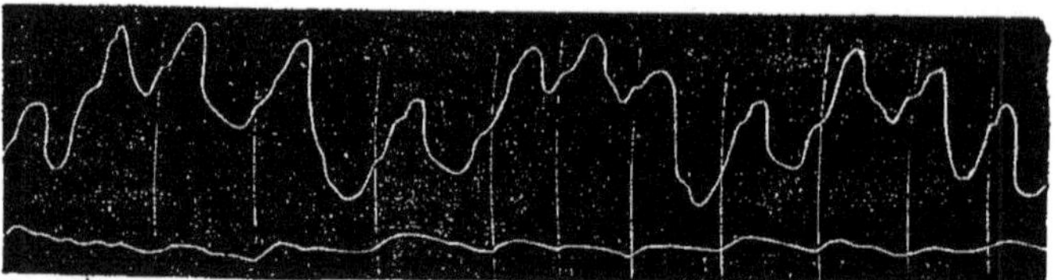

Fig. 2 — Pulsation hépatique; pouls radial.

Comme on le voit, les caractères des battements du foie n'ont pas notablement changé depuis le 29 mai.

Le dicrotisme ascendant est peut-être plus prononcé. Le pouls radial, faible et inégal, présente un retard très-sensible sur la pulsation hépatique.

Le 10 septembre, cette malade demande de nouveau à être admise dans le service de M. Potain.

Le 11. Les battements des veines jugulaires ont été plus forts qu'ils ne sont maintenant. Les battements hépatiques existent toujours.

Prescription : Tisane uva ursi; une cuillerée de vin de Trousseau; 60 grammes de vin de quinquina; 2 portions.

Le 17. L'ascite est tellement considérable qu'on est obligé de pratiquer une seconde fois la ponction, qui donne issue à une dizaine de litres de sérosité un peu verdâtre. Après la ponction on explore la région du foie, et l'on peut saisir facilement dans la main le lobe gauche du foie. Le mouvement d'expansion de cet organe est senti aussi nettement qu'après la première ponction. On recueille immé-

diatement, en appliquant sur le lobe gauche la coquille du cardiographe, un tracé (fig. 3) des pulsations hépatiques.

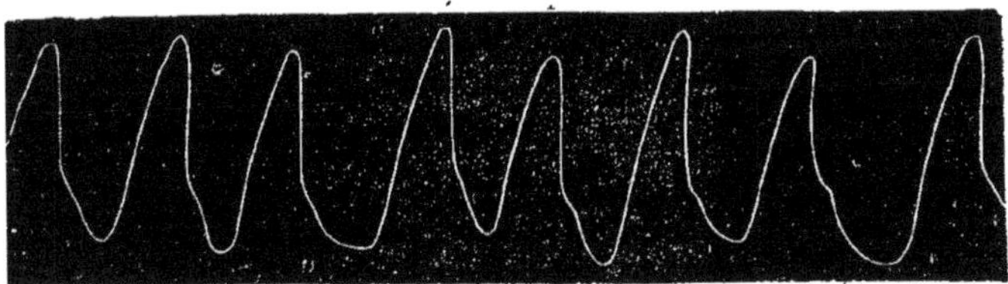

Fig. 3. — Pulsations du foie enregistrées immédiatement après une paracentèse
abdominale.

Ce tracé est surtout remarquable par l'étendue considérable des ondulations. Ces grands soulèvements du levier sont en rapport avec
l'énergie des battements hépatiques.

L'influence de la respiration se fait à peine sentir sur ce tracé, très-
probablement à cause du relâchement énorme des parois abdominales
et de l'abaissement du foie sur lequel le diaphragme n'a plus d'action.
Le dicrotisme ascendant a disparu._On trouve, par contre, un dicrotisme descendant ou catadicrotisme très-caractérisé.

La malade se trouve très-soulagée après la ponction.

Le 20, elle éprouve quelques coliques et est reprise de diarrhée.

Le 3 novembre. L'épanchement ascitique se reproduit de nouveau.
La malade urine peu.— On lui prescrit comme boisson : chiendent avec
10 grammes de sel de nitre.

Le 14. L'ascite a considérablement augmenté, et il est très-probable
que l'on sera obligé, d'ici à quelques jours, de pratiquer une nouvelle ponction.

Pas d'œdème des membres inférieurs ; les battements veineux du
cou et le soulèvement hépatique sont toujours très-sensibles.

Pas de bruit de souffle dans les jugulaires, bien que le reflux soit
considérable. Claquement très-net à chaque battement jugulaire d'une
petite valvule de la jugulaire externe. Ce claquement disparaît complétement si l'on comprime la jugulaire externe au-dessous de la valvule.

Le 20. Nouvelle ponction. Le liquide ascitique est, cette fois, très-
fortement coloré en vert par la matière colorante de la bile. Le lobe
gauche du foie est senti aussi distinctement qu'après les précédentes
ponctions. Il est toujours animé de pulsations très-énergiques. Mais
cette fois, il est d'une très-grande sensibilité, et, à cause de cela,
difficile à explorer.

La douleur, très-vive à la pression au niveau du lobe gauche du foie, persiste 5 ou 6 jours après la ponction, puis disparaît.

La malade reste très-affaiblie.

L'ascite s'est reproduite avec une très-grande rapidité, et a nécessité une quatrième ponction.

Quelques jours après cette ponction, deux nouveaux tracés ont été obtenus.

L'un, représenté fig. 4, montre que les battements hépatiques sont toujours très-forts.

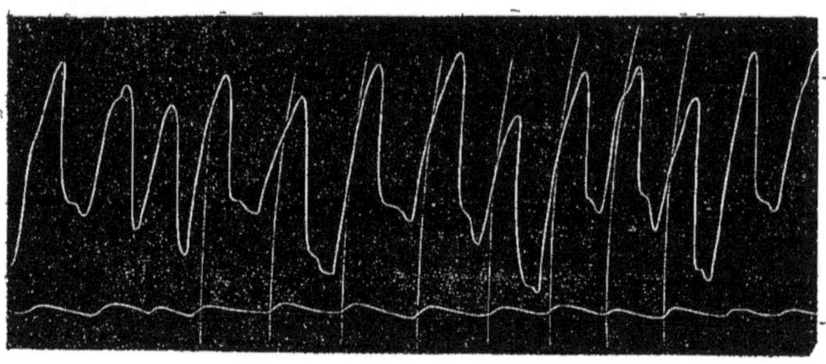

Fig. 4. — Pulsations du foie; pouls radial.

L'autre (fig. 5), reproduit les pulsations de la veine jugulaire externe gauche, mises en regard du pouls radial. On peut juger, par la hauteur de la courbe veineuse, de l'énergie du reflux des jugulaires chez cette malade. La courbe veineuse précède notablement, comme on le voit, l'ondulation de l'artère.

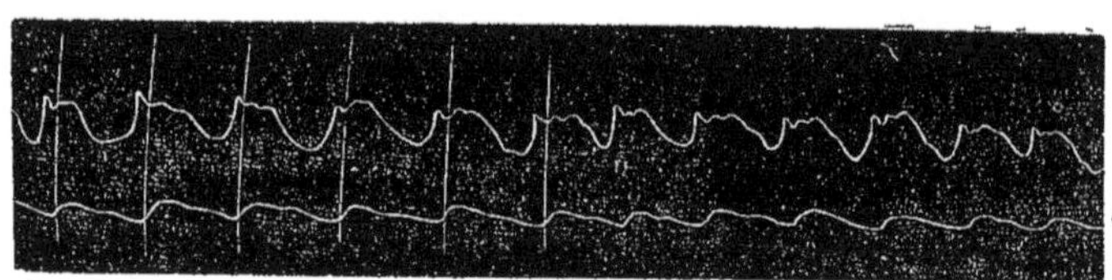

Fig. 5. — Pouls de la veine jugulaire externe; pouls de l'artère radiale.

RÉFLEXIONS.

Cette observation nous paraît démontrer sans réplique l'existence des battements hépatiques. Dans ce cas, la ponction abdominale nous a permis à quatre reprises d'explorer le foie avec la plus grande facilité.

Nous avons pu, à travers les parois du ventre relâchées, saisir dans la main le lobe gauche du foie et sentir les mouvements d'expansion si forts dont ce lobe était animé. Il battait véritablement à la manière d'une tumeur érectile artérielle.

Il ne nous semble pas possible non plus de mettre en doute, dans le cas que nous venons de rapporter, l'*insuffisance* de la valvule tricuspide, bien que nous ne puissions pas en donner la démonstration anatomique.

En effet, il était impossible de trouver à l'auscultation de la pointe du cœur le claquement normal de la valvule tricuspide. Le premier bruit était remplacé par un souffle intense qui se percevait dans une grande étendue de la région précordiale, mais qui était surtout marqué au niveau de la partie inférieure du sternum.

De plus, le pouls veineux des jugulaires a été constamment très-prononcé.

Non-seulement il se faisait sentir dans les jugulaires externes et internes droite et gauche, mais on l'a toujours observé dans les jugulaires antérieures, les veines faciales, les temporales. Le battement très-énergique que l'on remarquait dans les veines du cou succédait immédiatement au choc de la pointe du cœur. Rien de plus naturel dès lors que de l'attribuer à la systole du ventricule droit.

Toutes les valvules situées à l'origine des jugulaires étaient dans ce cas insuffisantes; aussi ne percevait-on pas le bruit de claquement que nous avons signalé dans plusieurs de nos observations. Il n'y avait pas non plus de bruit de souffle au niveau des valvules jugulaires, probablement à cause de la dilatation énorme des veines et de la flaccidité de leurs parois,

Une seule valvule, située dans la jugulaire externe gauche, nous a paru fonctionner régulièrement. Dans ce point, nous avons constamment entendu un claquement très-net. Ce claquement correspondait à la systole des ventricules et disparaissait par la compression de la veine jugulaire externe au-dessous du point où il se produisait.

Une remarque que l'on pourra faire en lisant l'observation que nous venons de citer, et qui prouve bien que le pouls veineux des jugulaires et les battements du foie doivent être attribués à la même cause, l'insuffisance de la valvule tricuspide, c'est la ressemblance qui a toujours existé dans ce cas entre les pulsations du foie et le pouls veineux du cou. Ces deux pulsations ont toujours été simultanées, correspondant toutes deux à la systole du ventricule. De plus, elles ont toujours présenté les mêmes caractères.

Dans les premiers mois du séjour de la malade à l'hôpital, on a noté que le battement de la jugulaire offrait au doigt un léger dicrotisme. On peut, en consultant les tracés des pulsations du foie recueillis à cette époque, retrouver sur les courbes hépatiques ce dicrotisme systolique. (Fig. 1, 2 et 6.)

Les pulsations des veines du cou et du foie sont devenues simples quelques mois plus tard, comme le prouvent les tracés recueillis dans les derniers temps et donnés fig. 3, 4 et 5.

Nous croyons utile aussi d'attirer l'attention sur l'ascite qu'a présentée notre malade. Cette ascite est survenue dès le début de l'affection cardiaque. Il n'y a eu dans ce cas d'œdème des jambes que passagèrement, et seulement quand l'épanchement péritonéal était énorme.

Ceci nous semble tout à fait en rapport avec le trouble que devait occasionner dans la circulation hépatique le reflux sanguin qui s'opérait dans le foie à chaque révolution cardiaque.

Nous croyons que la diarrhée séreuse survenue très-souvent chez cette malade, sans coliques, sans fièvre, sans signes d'entérite, reconnaissait aussi pour cause la difficulté de la circulation hépatique, qui entraînait comme conséquence la réplétion exagérée de tout le système de la veine porte, et la pression trop forte du sang sur les parois des capillaires de l'intestin.

DESCRIPTION DES PULSATIONS HÉPATIQUES

Voici ce que l'on observe chez les malades qui présentent des battements hépatiques.

Si l'on explore la région du foie par la palpation, et cela après avoir pris soin de relâcher les parois abdominales en faisant coucher le malade sur le dos, les cuisses et les jambes légèrement fléchies et portées en dehors ; on sent superficiellement dans toute la région de l'épigastre et dans l'hypochondre droit, une pulsation qui soulève largement la main.

Cette pulsation est dans la plupart des cas surtout marquée à l'épigastre, dans le point qu'occupe le lobe gauche du foie. On la sent plus faible, mais encore distincte, dans l'hypochondre droit, immédiatement au-dessous des fausses côtes.

On la perçoit dans quelques cas tout à fait en arrière sur les côtés de la colonne vertébrale, dans l'espace triangulaire que laisse entre elle et la colonne vertébrale la dernière fausse côte. Comme nous l'avons déjà dit, la pulsation que ressent la main se perçoit sur une large surface.

Cette pulsation est lente, progressive, elle n'a pas la brusquerie du choc de la pointe du cœur.

Elle semble exactement bornée à la région du foie, et si l'on a eu préalablement le soin de percuter l'organe hépatique et de dessiner ses différentes parties, il est facile de se convaincre que le battement cesse d'être perçu précisément sur la ligne où cesse la matité.

Dans le cas que nous venons de rapporter, les parois abdominales très-relâchées ont permis d'exercer une palpation profonde. On a pu sentir très-nettement et même saisir à pleine main le bord tranchant et le lobe gauche du foie. Nous reconnaissons qu'il est bien rare de rencontrer des parois abdominales aussi flasques. Chaque fois cependant que, pour une lésion du cœur droit, ayant amené une ascite considérable, on devra pratiquer la ponction abdominale; on se trouvera dans les circonstances favorables que nous avons rapportées tout à l'heure, et rien ne sera si aisé, aussitôt après l'écoulement du liquide ascitique, que de pénétrer avec plusieurs doigts sous le lobe gauche du foie, et saisissant cet organe entre les deux mains, de sentir les mouvements d'expansion dont il est animé.

La pulsation hépatique, dont nous venons de donner les caractères, succède immédiatement, dans la plupart des cas, au choc de la pointe du cœur. La succession de ces deux mouvements est si rapide qu'ils semblent presque simultanés à l'explorateur qui les perçoit en appliquant une main sur le cœur, l'autre sur la région épigastrique. Le battement du foie précède donc d'un intervalle très-court la pulsation de l'artère radiale.

. Le plus ordinairement la pulsation hépatique est simple et une, dans quelques cas pourtant elle est double, c'est-à-dire présente un dicrotisme bien marqué.

Dans un des exemples de pulsation hépatique que nous citons plus loin, nous avons observé et noté l'existence dans la région du foie, d'une pulsation très-nettement dicrote; la première partie de cette pulsation dicrote précédait manifestement le choc de la pointe du cœur.

Quels que soient du reste les caractères du battement hépatique, qu'il soit simple ou dicrote, systolique ou présystolique, on observera toujours, s'il y a en même temps pouls veineux du cou, que la pulsation du bulbe ou du tronc de la jugulaire coïncide exactement avec celle du foie et présente absolument la même forme qu'elle.

Les pulsations du foie peuvent être recueillies et enregistrées au moyen du polygraphe de Marey.

Il suffit d'appliquer sur le point où les battements sont le plus évidents, une coquille de bois ou un entonnoir de verre que l'on met en communication, au moyen d'un tube de caoutchouc, avec un petit tambour de métal sur la partie supérieure duquel est tendue une membrane élastique .

Les ondulations de l'air qui est emprisonné dans cet appareil, transmettent avec une exactitude parfaite les soulèvements et les affaissements de la région à la membrane tendue qui surmonte le tambour. Cette membrane communique à un levier enregistreur les mouvements dont elle est animée. Le polygraphe de Marey possédant deux tambours métalliques, et deux leviers armés de plumes, permet de recueillir simultanément, et de superposer sur une même bande de papier deux tracés quelconques.

Grâce à cet instrument on peut recueillir les pulsations du foie, en même temps que les battements du cœur ou des veines jugulaires, et établir une comparaison rigoureuse entre le moment exact où commence chacun de ces battements, et entre les différences de forme et de durée qu'ils peuvent présenter.

Les quelques tracés de battements hépatiques recueillis jusqu'ici par les médecins allemands ne peuvent pas inspirer comme exactitude une très-grande confiance. Tous en effet ont été obtenus par l'application directe du sphygmographe sur la région du foie. On voit de suite combien ce procédé est défectueux et sujet à erreur. Tout d'abord, la main qui doit maintenir le sphygmographe sur le point de l'abdomen où se sentent les pulsations hépatiques, peut faire varier la pression d'un instant à l'autre, et produire ainsi des oscillations considérables du levier, que l'on attribuera à tort à des soulèvements très-marqués du foie.

Mais le plus grand inconvénient de cette méthode, c'est qu'elle ne permet pas de recueillir à la fois plusieurs tracés. Il est dès lors impossible de comparer les pulsations hépatiques à d'autres battements tels que ceux du cœur ou de l'artère radiale ; et ces points de repère indispensables venant à manquer, l'interprétation du tracé est abandonnée à l'arbitraire et n'a conséquemment aucune valeur.

Les tracés très-nombreux de pulsations du foie que nous avons recueillis sont loin d'être tout à fait semblables les uns aux autres, aussi est-il très-difficile de prendre un de ces tracés comme type, et de décrire le graphique de la pulsation du foie (fig. 6).

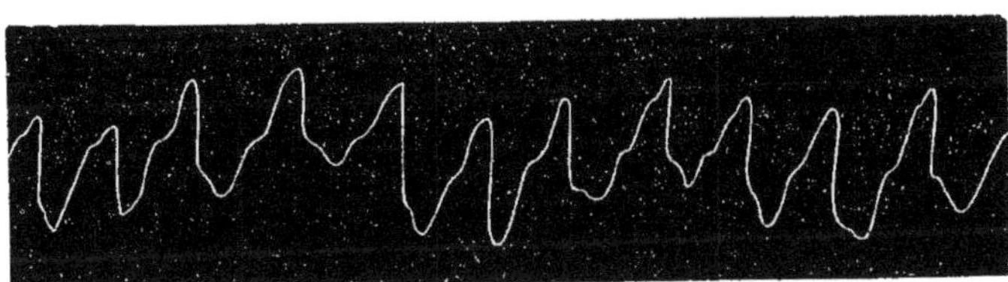

Fig. 6. — Courbes des pulsations hépatiques recueillies chez la malade qui fait le sujet de la 1re observation.

Sur tous ces tracés, on voit se dessiner sur la ligne d'ensemble des battements hépatiques, de grandes ondulations, qui sont dues à l'influence qu'exerce la respiration sur le foie. A chaque inspiration, le diaphragme s'abaisse et refoule en bas le foie qui vient proéminer à ce moment à l'épigastre et dans l'hypochondre droit au-dessous des fausses côtes.

Cet abaissement du foie et le soulèvement très-considérable de la paroi abdominale antérieure, se traduisent sur le tracé hépatique par une élévation de la ligne d'ensemble. Au moment de l'expiration, la paroi abdominale s'affaisse, le foie se retire sous les fausses côtes ; la ligne d'ensemble du tracé traduit par une descente très-sensible le retrait de la paroi abdominale.

La respiration agit non-seulement sur la paroi abdominale, à laquelle elle imprime comme nous venons de le dire des mouvements alternatifs de soulèvement et d'affaissement, elle agit aussi directement sur la circulation du foie. Au moment de l'inspiration, la tendance au vide qui existe dans la poitrine exerce son influence sur tous les gros troncs vasculaires qui y sont contenus, et par l'intermédiaire de la veine cave inférieure sur tout le système des veines sus-hépatiques.

Ces veines, toujours maintenues béantes par leur adhérence à la substance même du foie, sont aussi favorablement disposées que possible, pour que l'aspiration thoracique agisse puissamment sur le sang qui les traverse. Il doit donc se produire sous l'influence de l'inspiration, un abaissement considérable dans la tension des veines sus-hépatiques, une déplétion relative de ces vaisseaux. On pourrait croire que les ondulations hépatiques qui répondent à l'inspiration, en raison de l'appel de sang qui se fait vers la poitrine à ce moment, et de l'accélération du courant veineux qui en résulte, présentent peu d'ampleur ; il n'en est rien cependant, et ces pulsations sont aussi énergiques que celles qui ont lieu pendant l'expiration.

On se rend très-facilement compte du fait observé.

Dans l'inspiration, l'ondée en retour qui s'opère, lorsque l'orifice tricuspide est insuffisant, du cœur vers le foie, n'est pas supprimée, elle est moindre seulement que dans l'expiration. — Le flot de sang rejeté par la systole du ventricule dans la veine cave inférieure, rencontre devant lui un système vasculaire à moitié vide, il y produit une brusque et ample pulsation. Après une hémorrhagie considérable, ne voit-on pas en même temps que diminue la tension artérielle, augmenter l'amplitude de la pulsation radiale?

D'ailleurs l'ampleur des pulsations du foie pendant l'inspiration, s'explique encore par ce fait que le foie devient à ce moment plus superficiel, et se met en rapport plus exact avec la paroi abdominale antérieure.

Chacune des ondulations qui répond sur le tracé à une pulsation du foie présente un sommet arrondi. Sur la ligne d'ascension, on voit le plus souvent une légère inflexion ; dans quelques cas cette ligne ascendante est creusée d'une encochure considérable. Les médecins allemands ont donné le nom d'*anadicrotisme*, ou *dicrotisme ascendant* à ce phénomène. Il n'est pas rare d'observer sur la ligne de descente de la pulsation hépatique un dicrotisme quelquefois très-marqué. Ce dicrotisme descendant a reçu le nom de catadicrotisme.

Friedreich, qui sur presque tous ses tracés, a obtenu un dicrotisme ascendant très-marqué, n'hésite pas à l'expliquer par un double reflux du cœur vers les veines, dont la première onde serait produite par la contraction de l'oreillette droite, et la deuxième par [la contraction du ventricule (fig. 7).

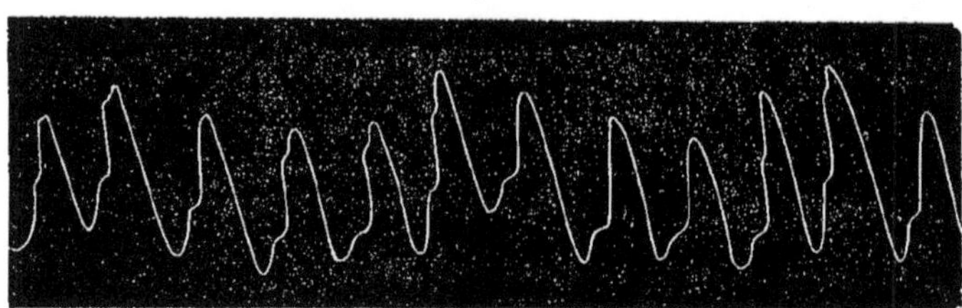

Fig. 7. — Pulsations du foie présentant un dicrotisme ascendant très-marqué.
(Emprunté au mémoire de Friedreich.)

Cette anadicrotie se produirait, d'après lui, quand les contractions de l'oreillette droite ont encore une certaine énergie.

Lorsque par suite des progrès de la maladie, on voit l'oreillette, dont les fibres sont dégénérées, ou qui s'est laissée dilater outre mesure, s'affaiblir ou même se paralyser complétement, l'anadicrotie s'efface de plus en plus et finit par disparaître.

La ligne ascensionnelle qui n'exprime plus alors que la force de contraction ventriculaire, se présente sous la forme d'une ligne simple non brisée, plus ou moins élevée et approchant de la verticale.

Le dicrotisme descendant qui se reproduit presque constamment sur tous les tracés du foie que nous donnons, a reçu de Friedreich l'explication suivante : au moment de la diastole du ventricule droit, (et la ligne de descente de chacune des courbes hépatiques correspond nécessairement à la diastole ventriculaire), un flot de sang veineux se précipite dans le ventricule avec une force d'autant plus grande que la tension est plus forte dans les veines. Il en résulte un choc du sang contre les parois ventriculaires. Ce choc peut donner lieu à une sorte d'ondulation qui se transmet jusque dans les veines sus-hépatiques, et se traduit sur le tracé par un léger soulèvement de la ligne de descente tout près du point où elle se termine.

Quand, sous l'influence des progrès de la maladie, on voit les contractions du cœur s'affaiblir de plus en plus, et les signes de l'asystolie et de la stase veineuse se prononcer de jour en jour davantage, les tracés des battements du foie perdent l'un après l'autre tous leurs caractères.

Le dicrotisme ascendant, comme nous l'avons déjà dit, disparaît tout d'abord. L'organe le plus faible, en effet, et qui le premier doit cesser d'agir, c'est l'oreillette droite. Puis la pulsation hépatique, qui, par une amplitude considérable, accusait dans les premiers temps une grande énergie contractile du ventricule droit, diminue de hauteur et s'efface peu à peu. On voit disparaitre en dernier lieu le catadicrotisme, parce que le ventricule qui est en rapport avec le dicrotisme descendant, est le dernier à perdre ses propriétés et sa force contractile.

Doit-on attacher une grande valeur à la forme des courbes hépatiques? Y a-t-il véritablement, comme l'a prétendu Bamberger, des caractères distinctifs qui permettent toujours de reconnaître une courbe veineuse d'une courbe artérielle?

On comprend combien cela est important au point de vue du diagnostic.

Si les courbes veineuses sont en effet caractéristiques

et ne peuvent se confondre avec les courbes artérielles
en aucune circonstance, le diagnostic des battements
du foie devient très-simple. Malheureusement le signe
regardé par Bamberger comme caractéristique de toute
courbe veineuse, à savoir le dicrotisme ascendant au
systolique, n'est pas constant. Bien plus, très-souvent
au lieu du dicrotisme ascendant au systolique, on trouve,
sur des courbes fournies très certainement par des pulsations veineuses, un dicrotisme descendant au diastolique très-nettement accusé. Or, pour Bamberger, le
dicrotisme de la ligne de descente ou diastolique carac-
térise les courbes artérielles. Comme on le voit, toutes
ces questions sont encore enveloppées d'une grande
obscurité, et nous ne croyons pas que dans l'état actuel
de la science on doive attacher à la forme de la pulsation hépatique une grande importance.

Quelque chose qui nous semble être bien plus important que la forme des courbes, c'est la détermination du
moment exact de la révolution du cœur auquel elles
correspondent.

Si en effet la pulsation veineuse précède un peu sur
le tracé la systole du ventricule, on est autorisé à rapporter une partie au moins de cette pulsation à la contraction de l'oreillette.

Aussi on nous verra insister beaucoup sur le moment
de la pulsation veineuse et très-peu sur sa forme.

*Difficultés que peut présenter la recherche des pulsations
du foie.*

La constatation de la pulsation hépatique est habituellement facile. Il suffit, dans la plupart des cas, de
porter la main dans la région du foie, et de déprimer
légèrement les parois abdominales pour sentir le battement.

Mais on se tromperait si on croyait que l'exploration
de l'organe hépatique ne peut, dans aucun cas, présenter de difficultés sérieuses. Le foie, quand il est conges-
tionné, offre habituellement une hyperesthésie qui en
rend la palpation presque impossible. Dès que l'on presse
avec la main, dans la région de l'hypochondre droit ou
de l'épigastre, pour atteindre le bord tranchant de la
glande et préciser sa limite inférieure, on détermine
aussitôt une contraction convulsive des muscles abdominaux qui s'oppose à tout examen des organes profonds. L'hyperesthésie du foie se révèle souvent, même
à la percussion, par une douleur très-vive accusée par
le malade. Cette douleur marque si bien les limites de
l'organe, qu'une ligne, tracée sur le point exact où elle
cesse de se faire sentir, dessine admirablement les con-
tours de la glande hépatique.

On voit assez souvent les pulsations du foie coïncider
avec un épanchement ascitique considérable. La tension
énorme des parois abdominales rend dans ce cas très-
difficile l'exploration de l'organe. Généralement les battements hépatiques cessent d'être perçus pendant toute
la durée de l'épanchement séreux. Ils reparaissent, bien

entendu, et deviennent même très-faciles à constater si l'on pratique la paracentèse.

L'œdème, qui souvent accompagne les maladies du cœur, peut aussi, en amenant une infiltration et un épaississement énorme de la paroi abdominale antérieure, s'opposer à la palpation des organes profonds, et par conséquent à la constatation des battements du foie. Enfin dans certains cas, le foie peu volumineux, demeure caché complétement sous les fausses côtes; et alors la main ne peut pas sentir aisément les pulsations dont il est animé. Cette dernière supposition se réalise bien rarement, presque toujours dans les cas de battements du foie, là glande fortement hyperémiée, dépasse le rebord des fausses côtes, et devient par conséquent facilement accessible à la main.

Peut-on confondre les battements épigastriques avec les pulsations du foie ?

Après avoir donné les caractères des battements du foie, indiqué la manière dont on doit les rechercher, et les difficultés que peut présenter cette recherche, répondons de suite à une question qu'on ne manquera pas de nous poser :

N'y a-t-il pas, à l'épigastre et dans la région du foie, de pulsations autres que celles de l'organe hépatique? En d'autres termes : les battements que nous avons décrits comme battements du foie ne pourraient-ils pas tenir au soulèvement de la région épigastrique, et du foie lui-même, par les pulsations du cœur, de l'aorte ou du tronc cœliaque?

Il n'est certainement pas rare d'observer à la région

épigastrique des battements que les malades ressentent parfaitement, et qui même sont pour eux très-incommodes.

Ces battements épigastriques se voient souvent chez les femmes nerveuses. Pour beaucoup de malades hypochondriaques, ces pulsations sont une cause de tourments perpétuels. Les malheureux qui en sont atteints se croient affectés d'un anévrysme de l'aorte, et rapportent les pulsations qu'ils ressentent à l'épigastre, à leur tumeur anévrysmale.

Après des hémorrhagies considérables, il est fréquent aussi d'observer, sous l'influence de l'ondée que lance chaque systole du cœur dans le système artériel, où la tension est très-faible, un battement qui secoue fortement la région épigastrique, et que la main perçoit facilement.

Où se produit cette pulsation épigastrique, et pourquoi est-elle dans certains cas aussi apparente?

Lorsque le cœur hypertrophié est animé de mouvements très-énergiques, ses mouvements peuvent se communiquer jusqu'à l'épigastre.

Le cœur, en effet, repose sur le diaphragme par son bord droit. Immédiatement au-dessous de lui est situé le lobe gauche du foie. L'épaisseur seule du diaphragme sépare ces deux organes. En bas, la matité du cœur se continue avec celle du foie.

Il est donc tout naturel de voir l'impulsion cardiaque se transmettre, à travers le diaphragme. au lobe gauche du foie.

Les battements de l'aorte et du tronc cœliaque peuvent-ils, comme on l'a prétendu, soulever le foie et lui communiquer un mouvement alternatif d'élévation et d'abaissement? Ceci est pour nous très-problématique.

Nous ne mettons pas en doute, bien entendu, les battements épigastriques dus aux pulsations de l'aorte; ce que nous rejetons, c'est la possibilité du soulèvement du foie par les pulsations aortiques.

En résumé, les battements épigastriques des femmes nerveuses, des gens profondément anémiques, des hypochondriaques, peuvent être produits:

1° Par des mouvements exagérés du cœur, qui, se communiquant au foie à travers le diaphragme, se font sentir jusqu'à l'épigastre;

2° Par la transmission, à toute la région épigastrique, des battements de l'aorte, quand ces battements sont très-énergiques.

Dans le premier cas, le mouvement dont le foie est animé est un mouvement communiqué. L'organe ne se dilate pas, il est tout simplement soulevé. Donc, toutes les fois qu'on sera assez heureux pour saisir dans la main le lobe gauche du foie, ou même le bord tranchant de cet organe, le diagnostic sera très-facile. Si l'on a affaire à de véritables pulsations hépatiques, on sent le foie se gonfler, et on a la sensation d'un mouvement d'expansion.

Mais cette constatation réclame un état tout particulier de souplesse et d'amincissement des parois abdominales, et ne peut pas avoir lieu dans tous les cas.

Comment alors séparer les pulsations propres du foie des battements transmis par le cœur?

L'impulsion qu'un cœur hypertrophié peut communiquer au foie se sent uniquement au niveau du lobe gauche. Dans tous les points où se transmettent les mouvements du cœur, on entend nettement le retentissement des bruits normaux. Enfin, si l'on examine la région cardiaque, on peut, le plus souvent, reconnaître que les battements du cœur sont très-énergiques.

Les soulèvements que l'aorte et le tronc cœliaque peuvent, dans certains cas, imprimer à la région épigastrique ou ombilicale sont aussi très-faciles à séparer des véritables pulsations hépatiques.

En effet, les battements aortiques se sentent à l'épigastre, jamais dans tout l'hypochondre droit. Ces battements, au lieu de se limiter nettement au foie, comme ceux qui tiennent au pouls des veines sus-hépatiques, peuvent se retrouver au-dessous du foie, sur tout le trajet de l'aorte.

Si le foie volumineux presse sur l'aorte, dont les battements lui communiquent un mouvement pulsatile, on trouve à l'auscultation un souffle qui indique la compression de l'artère.

Dans les cas, très-rares, où un anévrysme de l'aorte abdominale pourrait induire en erreur, et faire croire à des battements hépatiques, on aurait recours à l'auscultation. S'il y a anévrysme, on entend toujours un souffle très-fort au moment où se produit dans la tumeur le mouvement d'expansion.

Enfin, pour séparer les battements épigastriques des pulsations hépatiques, on consultera l'état général du malade. Il est rare, en effet, que l'insuffisance tricuspide s'observe sans complications graves du côté du cœur gauche ou du côté du poumon. La circulation veineuse est presque toujours gênée : on observe de la cyanose ; souvent on constate un reflux dans les veines jugulaires, ou tout au moins une pulsation du bulbe de ces veines, avec claquement très-net au doigt et à l'oreille, de leurs valvules, qui se relèvent brusquement sous l'effort du sang.

Tous les organes abdominaux sont congestionnés, la rate, le foie, les reins, présentent un volume exagéré.

Les battements épigastriques se rencontrent au contraire, le plus souvent, chez des sujets dont l'état général n'est pas grave. On n'observe, dans ces cas, ni anasarque, ni ascite ; rien en un mot qui indique une entrave considérable apportée à la circulation du cœur droit et par contre-coup nécessaire à toute la circulation veineuse.

En face de caractères différentiels aussi tranchés, il ne nous semble pas possible de confondre les simples pulsations épigastriques, le plus souvent nerveuses, avec les battements veineux du foie.

CAUSES ET MÉCANISME DES BATTEMENTS DU FOIE.

Les auteurs qui ont traité des battements du foie ont indiqué comme la cause unique de ces battements l'insuffisance tricuspide. Nous croyons que le rétrécissement de l'orifice tricuspide, affection, nous en convenons, très-rare, peut aussi donner lieu à des battements du foie appréciables à la main. Toutefois il nous semble indispensable pour que ces battements aient une certaine énergie qu'il y ait, en même temps que le rétrécissement auriculo-ventriculaire droit, une dilatation de l'oreillette avec hypertrophie considérable de ses parois.

Comment se produisent les battements hépatiques?

Supposons la valvule tricuspide insuffisante, soit par suite d'une altération organique qui a modifié sa structure (épaississement et racornissement de ses valves), soit, ce qui est beaucoup plus commun, à la suite d'une dilatation passive du cœur droit.

Ce n'est pas ici le lieu de discuter longuement la manière dont se produit la dilatation des cavités droites, et l'insuffisance de la valvule tricuspide.

Voici en un mot ce qui se passe : le ventricule droit essaye d'abord de lutter contre l'obstacle qu'apporte au cours du sang la lésion du poumon ou du cœur gauche; bientôt sa force contractile est vaincue, et il se laisse distendre progressivement.

La zone fibreuse auriculo-ventriculaire, qui porte la valvule, se trouve élargie en même temps que tout le ventricule. Il est facile de comprendre que les valves de la tricuspide, dont les dimensions sont restées les mêmes, ne peuvent plus en se rapprochant fermer complétement l'orifice.

Cette explication, acceptée par les auteurs, ne renferme peut-être pas toute la vérité. La dilatation du cœur pourrait bien produire l'insuffisance tricuspide par un autre mécanisme : en éloignant les points d'insertion des cordages tendineux qui se fixent en haut aux bords de la valvule, et s'attachent en bas sur les parois du cœur et sur les colonnes charnues.

En raison de leur structure fibreuse, les cordages tendineux sont à peu près inextensibles. Ils ne participent pas par conséquent à l'allongement que subissent dans la dilatation les parois musculaires du cœur. Les valves de la tricuspide se trouvent donc tendues outre mesure, et n'ont plus la mobilité qui leur est nécessaire pour fermer complétement l'orifice.

Quels que soient la cause et le mécanisme de l'insuffisance tricuspide, aussitôt qu'elle existe, une ondée rétrograde est lancée dans l'oreillette à chaque systole du ventricule.

L'oreillette déjà amincie et distendue par la lésion, dans quelque point qu'elle siége, cœur ou poumon, qui a produit la dilatation passive de tout le cœur droit, ne peut retenir dans sa cavité le sang qui reflue à chaque systole du ventricule. Les orifices des veines caves, normalement insuffisants, ne peuvent plus, maintenant qu'ils sont dilatés, opposer le moindre obstacle au reflux du sang dans les troncs veineux qui leur font suite:

Dès lors le pouls veineux existe, et il n'y a aucune raison pour qu'il ne se fasse pas sentir aussi bien dans la veine cave inférieure que dans la supérieure.

L'ondée lancée dans la veine cave supérieure, après avoir traversé les troncs veineux brachio-céphaliques, vient aussitôt se heurter contre un obstacle qui long-temps demeure infranchissable.

Cet obstacle, ce sont les valvules très-résistantes si-tuées à l'entrée des veines jugulaires internes et des sous-clavières. Il faut en effet un effort très-prolongé du sang sur les troncs brachio-céphaliques veineux et sur les bulbes des jugulaires internes pour que la bar-rière dont nous venons de parler soit franchie et qu'il y ait véritablement pouls veineux du cou. Longtemps donc le pouls veineux existera dans la veine cave supé-rieure sans être visible au cou.

Du côté de la veine cave inférieure, les choses sont disposées d'une façon bien plus favorable à la produc-tion du pouls veineux : la veine cave inférieure, dans toute sa longueur, est dépourvue de valvules ; le sang, lancé à l'encontre du courant veineux par le ventricule droit, ne sera donc arrêté dans sa marche que par les valvules des veines iliaques primitives ; tout le tronc de la veine cave inférieure sera donc soumis au phéno-mène du pouls veineux, et cela d'autant mieux que la pesanteur favorise dans ce cas l'ondulation et le courant qui se produisent dans la veine.

A quelques centimètres seulement du point où la veine cave inférieure vient se déverser dans l'oreillette droite se trouve l'embouchure des veines sus-hépa-tiques. Ces veines, au nombre de deux principales, l'une droite, l'autre gauche, ont un calibre très-considérable.

La droite, qui est la plus volumineuse, peut , à l'état normal, facilement admettre l'extrémité du doigt. Ces veines apportent à la veine cave inférieure tout le sang qui a traversé l'intestin , la rate et le foie ; on ne doit donc pas être surpris de leur calibre énorme.

Au niveau du point où les veines sus-hépatiques viennent s'ouvrir dans la veine cave inférieure, cette veine présente un renflement considérable parfaitement en rapport avec l'importance des nouveaux affluents qu'elle vient de recevoir ; ce renflement, qu'on pourrait nommer *grand sinus de la veine cave inférieure*, est limité en haut et en bas par deux points relativement rétrécis. Le rétrécissement supérieur, à peine sensible, correspond au point où la veine cave traverse le trèfle aponévrotique du diaphragme ; le rétrécissement inférieur se voit immédiatement au-dessous des veines sus-hépatiques. C'est tout simplement une diminution brusque du calibre de la veine, sans le moindre anneau ni épaississement fibreux.

Les veines sus-hépatiques , à leur ouverture dans la veine cave inférieure et dans toutes leurs ramifications, sont complétement dépourvues de valvules.

Rien ne peut donc arrêter une ondée refluant du cœur dans les veines sus-hépatiques. Une condition encore très-favorable à ce courant rétrograde, c'est l'adhérence intime à la substance du foie des parois de ces veines ; cette adhérence maintient les veines sus-hépatiques toujours béantes et les transforme en de véritables sinus.

Cette *béance* de tout l'arbre sus-hépatique est assurément une circonstance favorable pour que la respiration, qui est une des principales causes de l'accélération du courant veineux, agisse puissamment sur la circulation du foie ; mais c'est aussi une excellente condition pour que le sang reflue librement de l'oreillette jusque dans les fines ramifications des veines sus-hépatiques dès que la circulation cardiaque est entravée.

Dès lors, dans l'insuffisance tricuspide, comment l'ondée rétrograde lancée à chaque systole cardiaque par le ventricule droit, dont la force contractile est considérable, trouvant tout près de l'oreillette de larges ouvertures veineuses maintenues béantes et une suite de canaux dont le calibre est toujours ouvert, ne pénétrerait-elle pas immédiatement dans l'organe hépatique et ne donnerait-elle pas lieu à une véritable pulsation.

Rien de plus vasculaire que le foie. Cet organe n'est qu'un lacis de vaisseaux comprenant dans leurs mailles les cellules hépatiques, substance propre et véritablement active de la glande : aussi le foie subit-il d'énormes variations de volume, suivant que ses vaisseaux sont vides ou gonflés par le sang.

Pour apprécier ces variations considérables de volume, il suffit, sur le cadavre, de pousser une injection d'eau dans le bout supérieur de la veine cave inférieure.

Cette veine a été préalablement liée immédiatement au-dessous du foie, et une ligature a été posée sur le tronc de la veine porte et sur l'artère hépatique. On voit alors s'opérer, sous l'influence de la distension lente exercée par l'injection, une véritable érection du foie. Le bord tranchant, qui tout à l'heure était flasque et regardait en arrière, se gonfle, se relève et se porte directement en avant.

M. Sappey, l'anatomiste consciencieux par excellence,

a seul insisté sur les différences considérables de volume et de poids que présente le foie suivant l'état plus ou moins grand de distension ou de vacuité de ses vaisseaux.

D'après M. Sappey, si l'on prend sur un cadavre un foie normal, on trouve qu'en moyenne le poids de cet organe est de 1,500 grammes ; si l'on pousse dans les vaisseaux une injection d'eau de manière à remplir complétement le système vasculaire de la glande, on constate que le poids nouveau est de 2,000 grammes environ, c'est-à-dire plus considérable d'un quart que le poids noté avant l'injection.

De cette grande vascularité résulte la propriété que présente le foie de se congestionner dès que survient le moindre obstacle au cours régulier du sang veineux, et d'acquérir un volume double quelquefois de son volume normal.

Le médecin a chaque jour l'occasion de constater ces variations énormes qui s'opèrent souvent en quelques heures dans les dimensions de l'organe hépatique.

De là aux battements possibles de l'organe il n'y a qu'un pas.

Supposons, au lieu d'une stase veineuse lente et progressive de la glande, un reflux énergique et intermittent.

Ce reflux se traduira par une succession de gonflements et d'affaissements ; le foie battra à la manière d'une tumueur érectile.

Rien de si facile que de démontrer sur le cadavre la possibilité des battements hépatiques. Voici l'expérience que nous avons faite dans ce but, et qui a été suivie d'un plein succès.

Sur un cadavre, après avoir ouvert avec précaution la poitrine et l'abdomen, de manière à mettre à nu le cœur et le foie, nous incisons le sommet du ventricule droit, et par l'orifice pratiqué, nous introduisons un instrument qui nous sert à dilacérer la valvule tricuspide.

Ceci fait, nous fixons dans le ventricule l'extrémité d'une canule, nous lions fortement sur cette canule les parois du ventricule afin d'empêcher tout reflux de liquide de la cavité du ventricule au dehors à travers l'incision que nous avons pratiquée avec le scalpel.

L'artère pulmonaire a été liée un peu au-dessus de l'infundibulum.

Sur la veine cave inférieure, la veine porte, et l'artère hépatique nous avons posé une ligature immédiatement au-dessous du foie. Tout étant ainsi disposé, nous adaptons à la canule qui pénètre dans le ventricule droit un tube de caoutchouc à parois très-épaisses, et telles que la pression atmosphérique ne puisse pas les aplatir. A l'autre extrémité de notre tube nous fixons une ampoule de caoutchouc. Cette ampoule doit, elle aussi, avoir des parois très-fermes et très-élastiques, de manière à revenir sur elle-même en exerçant une aspiration considérable, aussitôt que l'on cesse de la comprimer dans la main.

Tout le système est rempli d'eau aussi exactement que possible.

Il suffit maintenant de presser fortement l'ampoule que l'on tient à la main, pour produire une ondulation qui franchit l'orifice tricuspide insuffisant, gonfle l'oreillette droite et se communique à la colonne de sang que renferment les veines caves supérieure et inférieure

Si l'on abandonne l'ampoule à elle-même, elle attire, en reprenant sa forme première, sous l'influence de son élasticité, tout le liquide que la pression de la main avait fait passer dans le cœur et les grands troncs veineux. On obtient ainsi une série de flux et de reflux dans le système des veines caves. La pression exercée par la main sur l'ampoule de caoutchouc représente la systole du ventricule droit.

Or, voici ce que nous avons observé :

Au moment où l'ondée liquide est projetée dans l'oreillette et dans les veines à travers la valvule tricuspide déchirée, il ne se produit pas de pouls veineux du cou. Les valvules des veines jugulaires et des sous-clavières sont généralement assez résistantes pour arrêter le flot liquide. La veine cave supérieure et les deux troncs veineux brachio-céphaliques sont seuls animés de battements.

Le foie présente une série de soulèvements et d'affaissements très-nets; et l'on voit manifestement que ces soulèvements tiennent à un mouvement d'expansion de tout l'organe.

Le bord tranchant de la glande hépatique et son lobe gauche augmentent très-notablement de volume à chaque pulsation.

Cette expérience nous paraît démontrer que dans l'insuffisance tricuspide, il suffit d'une ondée lancée avec un peu de force par le ventricule droit pour produire une pulsation très-manifeste du foie.

Assurément, on pourra nous objecter que les conditions dans lesquelles nous nous sommes placés ne sont pas semblables à celles que l'on observe sur le sujet vivant :

Qu'en posant des ligatures sur les gros vaisseaux qui sortent du foie, nous emprisonnons dans cette glande une ondée de liquide, et qu'avec de tels procédés il n'est pas étonnant que nous obtenions une pulsation. A cela nous répondrons que notre ondée de liquide a deux portes d'échappement, la veine cave supérieure et la veine cave inférieure.

Que si la résistance qu'éprouve cette ondée pour pénétrer dans le foie et y déterminer une pulsation était très-considérable, on verrait céder les valvules des veines jugulaires et sous-clavières, et le flot se précipiter dans tout le système veineux du cou, de la tête et même du bras.

Nous sommes donc en droit de tirer de notre expérience cette conclusion : Une ondée rétrograde lancée par le ventricule droit a besoin d'un effort moindre pour pénétrer dans les veines sus-hépatiques et donner lieu à une pulsation du foie, que pour forcer la barrière opposée au reflux du sang par les valvules des veines jugulaires internes et sous-clavières, et produire le pouls veineux du cou.

La théorie nous conduit ainsi à admettre, dans l'insuffisance tricuspide, l'existence des battements hépatiques, avant l'apparition du pouls veineux des jugulaires.

Maintenant, au lieu de supposer comme nous l'avons fait jusqu'ici l'insuffisance tricuspide, plaçons-nous dans l'hypothèse d'un rétrécissement de l'orifice auriculo-ventriculaire droit.

Ne devons-nous pas observer dans ce cas comme dans le cas précédent, un reflux sanguin considérable de l'oreillette droite dans les gros troncs veineux et par conséquent dans les veines sus-hépatiques à chaque révolution cardiaque?

Voici à peu près comment les choses se passent : L'oreillette trouvant devant elle un obstacle qui rend difficile le passage du sang dans le ventricule, redouble d'énergie. Sous l'influence de cet effort exagéré, ses parois s'épaississent; il s'établit là ce qu'on a nommé une hypertrophie compensatrice. Mais en même temps que les parois augmentent d'épaisseur, la cavité toujours distendue par le sang s'agrandit peu à peu, et acquiert une capacité souvent double de la capacité normale.

L'hypertrophie et la dilatation de l'oreillette nous semblent deux conséquences nécessaires de la lésion que nous avons supposée; le rétrécissement auriculo-ventriculaire droit.

L'oreillette élargie et hypertrophiée, se contractant sur une quantité de sang très-supérieure à celle que peut contenir le ventricule, et trouvant devant elle un orifice rétréci, se dégorge nécessairement dans les veines de la plus grande partie du sang qu'elle renferme. — Ce dégorgement, donne lieu dans les veines caves supérieure et inférieure, à une ondée en retour d'autant plus énergique que la force contractile de l'oreillette est plus grande, c'est-à-dire que ses parois sont plus hypertrophiées.

Le reflux dans les veines est présystolique, puisqu'il reconnaît pour cause la contraction de l'oreillette, qui précède immédiatement la systole du ventricule. Ce reflux donne lieu, absolument comme dans l'insuffisance tricuspide, à une pulsation du foie. Le battement hépatique précède le choc de la pointe du cœur.

A QUEL MOMENT DE L'INSUFFISANCE TRICUSPIDE VOIT-ON APPARAITRE LES PULSATIONS HÉPATIQUES ?

Chez la malade qui fait le sujet de notre 1re observation, il existait incontestablement des pulsations du
foie, et le diagnostic d'insuffisance tricuspide ne nous
semble pas non plus pouvoir être mis en doute.

Mais, comme on a pu le remarquer, les battements
hépatiques étaient accompagnés d'un pouls veineux très-
caractérisé des jugulaires internes, externes et antérieures. Le reflux systolique se faisait sentir jusque
dans les veines temporales.

Aussi devons-nous convenir que dans ce cas, la constatation des battements hépatiques est venue confirmer
seulement un diagnostic déjà posé.

Mais ces battements n'apparaissent-ils jamais au
début de l'insuffisance tricuspide, dans un moment où
la maladie ne se révèle encore au médecin par aucun
signe bien tranché ?

N'est-il pas habituel même de voir dans cette affection le pouls veineux du foie précéder le pouls des veines
jugulaires ?

On comprend que nous attachions une grande importance à la détermination du moment où se montre
dans l'insuffisance tricuspide le signe pulsation du foie.
Si, comme le prétend Friedreich, ce signe est une des
premières manifestations de la maladie du cœur, il devient par là même très-utile de le connaître, puisqu'il
permet d'établir le diagnostic de la lésion cardiaque
quand tous les autres symptômes manquent encore.

Nous sommes persuadés que dans la plupart des cas,

les pulsations du foie existent longtemps avant le pouls veineux des jugulaires. Chez la malade qui fait l'objet de notre 2ᵉ observation, les battements hépatiques ont existé pendant toute la durée de la maladie, sans qu'on ait observé, à aucun moment, de pouls veineux des jugulaires. On ne constata pendant tout le temps de son séjour à l'hôpital jusqu'à sa mort, qu'une pulsation très-marquée du bulbe avec claquement des valvules qui se trouvent à l'embouchure des jugulaires internes.

Ces valvules demeurèrent suffisantes jusqu'au bout. Je sais bien que Bamberger a insisté sur la valeur de la pulsation du bulbe et du claquement des valvules jugulaires. Ces signes que nous avons eu plusieurs fois l'occasion d'observer très-nettement au début de l'insuffisance tricuspide, lui semblent présenter la même valeur que les battements des jugulaires. Pour lui c'est un premier degré du pouls veineux du cou.

Mais, bien que la pulsation du bulbe soit un excellent signe d'insuffisance tricuspide, et que ce signe apparaisse longtemps avant le pouls veineux proprement dit, nous ne pouvons pas croire que ce soit la première manifestation de l'affection du cœur.

On sait, en effet, que les valvules des veines jugulaires sont le plus habituellement placées derrière l'articulation sterno-claviculaire. Elles échappent par conséquent à l'exploration. A plus forte raison, le bulbe situé plus profondément encore, puisqu'il est formé par la portion de la jugulaire qui se trouve au-dessous des valvules, n'est pas accessible à l'examen du médecin.

Pour que le bulbe apparaisse dans la région sus-claviculaire, il doit subir, sous la pression de l'ondée rétrograde, un allongement considérable. Les valvules suivent nécessairement ce mouvement d'ascension et sont portées au-dessus de l'articulation sterno-claviculaire. Il devient alors facile de sentir le claquement des valvules veineuses et de voir le bulbe se gonfler et se soulever à chaque systole du ventricule.

M. Potain a bien voulu nous communiquer un fait qu'il a eu occasion d'observer cette année dans sa clientèle, et qui vient confirmer pleinement notre opinion sur l'existence des battements du foie dès les premiers moments de l'insuffisance tricuspide.

Il s'agit, dans ce cas, d'une dame d'une quarantaine d'années, qu'il soignait pour des coliques hépatiques. Ces coliques, comme cela est si fréquent, avaient été suivies d'un ictère considérable.

Après avoir constaté par la percussion que le volume du foie était exagéré, et que le lobe gauche surtout présentait des dimensions anormales, M. Potain, cherchant à limiter par la palpation le bord de l'organe, reconnut l'existence de pulsations hépatiques très-nettes. Sa surprise fut grande, car la malade qu'il avait sous les yeux n'avait jamais accusé la moindre gêne du côté du cœur.

Cependant le signe pulsation du foie existait, il n'y avait pas moyen de le méconnaître, et il devait faire supposer la coexistence d'une insuffisance tricuspide.

M. Potain examina immédiatement le cœur et constata un bruit de souffle assez fort vers le bord gauche et près du sommet du sternum. En présence de ces deux signes, souffle au niveau de l'orifice auriculo-ventriculaire droit et pulsation hépatique, le diagnostic ne pouvait rester douteux; et, bien que dans ce cas il n'existât du côté des veines jugulaires aucune pulsation, que le pouls du bulbe lui-même manquât complétement, M. Potain n'hésita pas à considérer sa malade comme atteinte d'insuffisance tricuspide.

Quelques jours après, il eut occasion de revoir cette dame, et constata que les battements hépatiques avaient disparu complétement; le bruit de souffle perçu au niveau du cœur droit n'existait plus.

On ne peut pas nier que, dans ce cas, les pulsations du foie aient conduit le médecin à reconnaître une affection du cœur, qu'il n'aurait très-probablement pas soupçonnée, s'il n'avait pris soin d'explorer la région hépatique.

Si l'on veut se donner la peine de parcourir les observations (3 et 4) tirées du mémoire de Friedreich, on verra que ces deux observations viennent confirmer pleinement l'opinion que nous avons émise sur l'apparition des battements hépatiques dans l'insuffisance tricuspide, avant tout autre signe de pouls veineux. Dans l'un et l'autre de ces cas, en effet, la pulsation des veines sus-hépatiques a précédé d'un intervalle assez long le reflux dans les veines du cou.

On percevait des battements très-nets du foie un mois avant que les pulsations du bulbe fussent visibles au-dessus de l'extrémité sternale de la clavicule.

Nous nous croyons autorisé, grâce aux faits très-probants que nous venons de rapporter, à admettre avec Friedreich que le pouls des veines sus-hépatiques peut être considéré comme un des plus sûrs et un des premiers signes de l'insuffisance tricuspide, et que, de plus, dans cette affection, ce symptôme est plus constant que la pulsation des veines jugulaires.

OBSERVATION II.

Rétrécissement mitral. — Insuffisance tricuspide. — Battements très-prononcés du bulbe des veines jugulaires, s'accompagnant d'un claquement valvulaire très-net et très-fort. — Battements hépatiques.

Simon (Marie), 56 ans, giletière, entre, le 27 août 1868, salle Sainte-Anne, n° 6 (service de M. le Dr Potain).

Cette femme habite Paris depuis 1835. Dans son enfance et sa jeunesse, elle a eu plusieurs fois des rhumatismes articulaires.

Il y a dix-sept mois (mars 1867), sont survenus, sans qu'on en puisse trouver la cause, des accès intermittents à type tierce. La période de frisson manquait, et l'accès n'était caractérisé que par la chaleur et la sueur. La malade ressentait, à chacun de ces accès, une violente céphalalgie. L'accès fébrile débutait entre dix heures du matin et deux heures du soir; il avait une durée moyenne de sept à huit heures. Le lendemain la malade pouvait reprendre ses travaux habituels.

Après une durée de huit mois, les fièvres intermittentes cessèrent, sans traitement. Une abondante éruption de furoncles précéda la disparition de la fièvre.

État actuel. — Depuis quelque temps (cinq mois environ), la malade a vu survenir de l'enflure des jambes, de la toux et de l'oppression.

L'oppression est assez forte pour l'empêcher presque complétement de marcher, et lui rendre impossible tout travail. Pas de crachements de sang.

Facies pâle et jaunâtre; conjonctives fortement colorées en jaune; lèvres violacées, extrémités froides.

Pouls petit, inégal, irrégulier, 100 pulsations.

Cœur. — Le choc de la pointe du cœur est faible; il se perçoit dans le sixième espace intercostal, un peu en dehors du mamelon. L'impulsion est plus marquée au niveau de la base du cœur.

Matité précordiale. — Transversalement, 11 centimètres et demi. Verticalement, la matité du cœur se confond, en bas, avec celle du lobe gauche du foie.

Les deux bruits du cœur sont très-assourdis et irréguliers. Ils s'entendent avec un peu plus de netteté à gauche qu'à droite. A la pointe du cœur, on constate un souffle qui accompagne le premier bruit normal, et remplit à peu près tout le petit silence.

Ce souffle se propage vers l'épigastre. Il présente son maximum d'intensité sur le bord gauche du sternum, un peu au-dessus de l'appendice xyphoïde.

M. Potain suppose que ce bruit de souffle, en raison de sa localisation à la région du cœur droit, doit être attribué à une insuffisance tricuspide.

Foie. — Le foie ne déborde pas beaucoup le rebord costal en bas. En dedans et à gauche, sa matité se confond avec la matité du cœur. La hauteur de la matité hépatique, sur la verticale du mamelon, est de 14 centimètres.

Dans toute la région du foie (épigastre et hypochondre droit), on sent des battements énergiques et très-distincts, qui semblent coïncider presque exactement avec l'impulsion de la pointe du cœur.

La malade affirme que, depuis cinq mois environ, elle a ressenti à droite, dans la région du foie, des battements douloureux.

Le ventre est ballonné. On ne constate pas d'ascite. Matité de la rate, 14 centimètres et demi, verticalement. Les urines présentent une coloration d'un jaune foncé. Traitées par l'acide azotique, elles ne verdissent pas, mais précipitent un nuage brunâtre, et prennent une coloration brun-rouge de plus en plus foncée.

Elles contiennent probablement cette matière colorante décrite par M. Gubler, sous le nom d'*hémaphéine.*

Les battements des carotides, de l'axillaire, de l'humérale, des crurales, sont vagues et se sentent à peine. Les jugulaires externes sont distendues par le sang d'une façon constante (la gauche surtout est volumineuse). Elles ne se vident pas, même pendant l'inspiration. On n'y voit pas de pouls veineux.

En arrière, la matité hépatique remonte à plus de la moitié de la hauteur de la cavité thoracique. Les battements du foie se sentent à peu près dans toute l'étendue de la matité, mais sont plus forts en dehors et en bas.

L'examen de la poitrine fait reconnaître en arrière un peu d'obscurité du son à la base des deux poumons. Dans ces mêmes points, quelques râles sous-crépitants fins, s'entendant presque exclusivement dans l'inspiration.

Prescription : Tisane pectorale, vin de quinquina, 1 pilule d'extrait thébaïque de 0 gr. 05. Julep : oxymel scillitique ; sirop diacode, aa 20 gr. 1 portion d'aliments.

29 août. Pouls très-irrégulier, 108. Il est impossible de compter toutes les pulsations. Grande oppression pendant toute la nuit. Toux

fréquente. Le souffle systolique.de la pointe conserve la ;même intensité et la .même localisation. La malade a eu des vomissements.

_ Le 29 août, à la visite du matin, M. Potain recueille, avec le sphygmographe de Marey et son annexe, plusieurs tracés donnant à la fois les battements du foie et de la radiale.

Les deux tracés sont enregistrés, simultanément, par.deux leviers, dont les plumes, disposées l'une au-dessus de .l'autre, se correspondent parfaitement.

., Le premier de ces tracés (fig. 8 montre les battements du foie mis en regard du pouls,radial.

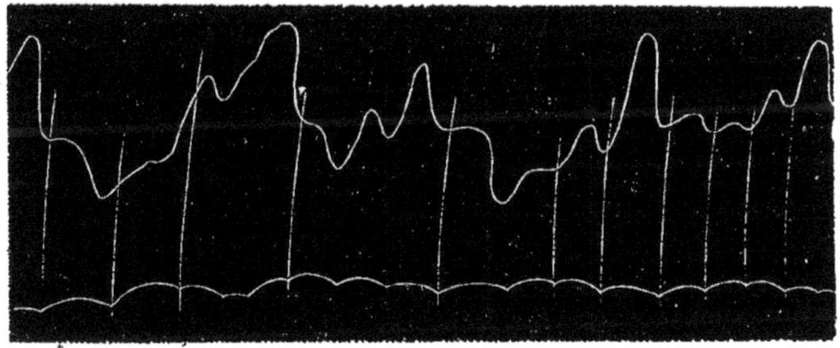

Fig. 8. — Battements hépatiques ; pouls radial.

Comme on le voit, les battements du foie donnent lieu à des ondulations considérables. Le pouls radial, au contraire, s'accuse à peine sur le tracé artériel.

Il y a concordance à peu près parfaite entre le pouls et les battements de foie. Le plus souvent pourtant, comme le montrent les lignes que nous avons tirées d'un tracé à l'autre, la pulsation du foie commence très-légèrement avant la diastole de l'artère.

Le 30. Pouls, 124, avec des intermittences assez rappochées ; cessation des vomissements.

On remarque, au-dessus de l'articulation sterno-claviculaire, un soulèvement brusque, suivi d'un tremblement très-marqué.

En appliquant le doigt sur ce point, on perçoit un choc très-évident, sans frémissement appréciable. L'auscultation fait entendre, dans le même point, un bruit de claquement très-net, sans souffle.

Le soulèvement considérable que l'on observe à chaque systole cardiaque, dans la région sus-claviculaire, a pour siége le bulbe de la jugulaire. Il ne semble pas dépasser les valvules jugulaires. Tout porte donc à croire que ces valvules sont demeurées suffisantes. Au moment où elles se soulèvent brusquement sous la pression de l'ondée rétrograde que lance, à chaque contraction, le ventricule droit, on observe bien, dans toute la hauteur de la jugulaire interne, une oscillation rapide, qui se transmet aux veines faciales, et donne lieu à un hochement du lobule de l'oreille; mais cette oscillation n'est point, à proprement parler, du pouls veineux.

La malade a parfaitement conscience du claquement des valvules que l'on sent avec tant de netteté sous le doigt. Elle nous dit avoir éprouvé, à certaines époques, ces battements du cou beaucoup plus forts.

Le choc produit par le claquement des valvules jugulaires est dans ce cas très-facile à séparer des battements des carotides.

En première ligne, il est beaucoup plus fort que le battement carotidien, que l'on a peine à sentir à la partie moyenne du cou. Ce battement est trop superficiel pour qu'on puisse le rapporter à la carotide ou au tronc brachio-céphalique. Enfin le bruit de claquement et le choc ont bien plus d'intensité dans l'inspiration que dans l'expiration. Ils disparaissent même complétement dans une expiration forcée, dans la toux et dans l'effort. Au contraire, les battements de la pointe du cœur et de la radiale sont un peu plus forts dans l'expiration que dans l'inspiration.

On enregistre avec l'annexe du sphygmographe la pulsation du bulbe, en même temps que le pouls radial (fig. 9). Le tracé de la veine jugulaire traduit par d'énormes oscillations l'influence respiratoire.

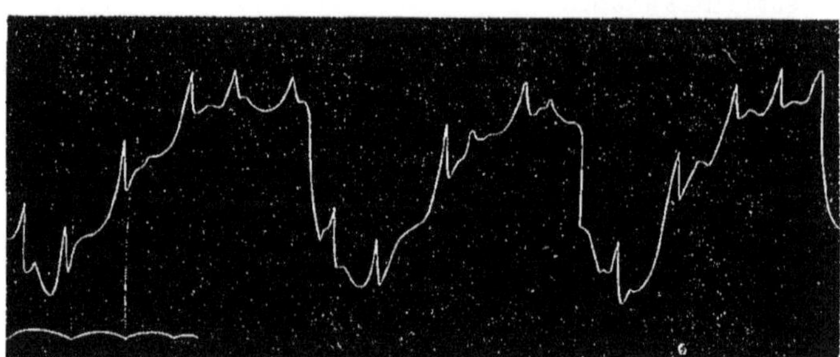

Fig. 9. — Pouls veineux du bulbe de la jugulaire interne; pouls radial.

Le claquement de la valvule veineuse produit une élévation brusque du levier, qui donne sur le tracé une sorte d'aiguille au commencement de chacune des courbes veineuses.

Le pouls veineux précède sensiblement, comme on le voit, le pouls artériel.

Le souffle épigastrique s'entend toujours. Il ne présente pas à toutes les pulsations du cœur la même intensité. Les bruits les plus soufflés ne correspondent pas aux plus fortes pulsations de la pointe et de la radiale, mais aux claquements des valvules veineuses les plus énergiques.

Le 31. Battements hépatiques peu intenses; pourtant on les trouve dans toute la région du foie. La malade va mieux, moins de toux, pas de vomissements; circulation de la face plus facile; coloration rosée des téguments.

Le pouls radial est plus fort; les pulsations du foie ont presque disparu. On ne les perçoit plus à droite et en arrière au-dessous des fausses côtes. On les sent seulement à l'épigastre.

La matité du foie et du cœur est très-diminuée. Transversalement, le cœur ne mesure plus que 8 centimètres; et le foie, verticalement sur la ligne du mamelon, 11 centimètres.

2 septembre. Pouls à 104, irrégulier et inégal. Le bruit de claquement jugulaire est moins intense que les jours précédents. Les battements hépatiques sont à peine sensibles. Le bruit de souffle persiste toujours. OEdème des membres inférieurs. 24 respirations par minute, inspiration suspirieuse, expiration pénible.

Obscurité profonde du son dans la moitié inférieure droite de la poitrine, en arrière. Dans ce point, râles crépitants fins en petit nombre, faiblesse du bruit respiratoire. Matité précordiale : 0 m. 10 centim. transversalement.

Le 4. Pouls à 76, assez régulier. Quelques pulsations faibles du cœur, ne sont pas senties jusque dans la radiale. L'auscultation du cœur donne 84 pulsations. Respiration toujours gênée. En arrière et à droite, sonorité diminuée dans la moitié inférieure de la poitrine, faiblesse du bruit respiratoire; râles sous-crépitants fins bornés à l'inspiration. A gauche et en arrière, tympanisme dans toute la hauteur du poumon.

Persistance de l'œdème des membres inférieurs. Le bruit de souffle perçu au niveau du bord droit du cœur et à l'épigastre a beaucoup diminué d'intensité. Les pulsations du bulbe des veines jugulaires sont peu sensibles. Le bruit de claquement des valvules veineuses est encore plus faible que le 2 septembre. On ne l'entend distinctement que dans l'inspiration. 24 inspirations par minute; l'expiration est très-prolongée.

Le 5. Pouls, 92, inégal ; 92 pulsations au cœur. Battements jugulaires peu marqués. Matité précordiale, 0 m. 8 centim. transversalement. OEdème des membres inférieurs moins dûr que les jours précédents.

Pr. : 2 pil. de digitale de 0 gr. 10 centigr.

Les battements hépatiques sont moins forts que lors de l'entrée de la malade, pourtant on les perçoit encore facilement.

On constate ce matin, à la pointe et vers le bord gauche du cœur, un souffle diastolique dont la partie de beaucoup la plus intense et la plus rude précède immédiatement le premier bruit. Ce souffle remplit à peu près tout le grand silence. A la base, on note un vague dédoublement du deuxième bruit.

En présence de ces nouveaux signes, M. Potain n'hésite pas à modifier le diagnostic, et à admettre, outre l'affection du cœur droit, une lésion du cœur gauche. Cette lésion, très-ancienne probablement, a entraîné à sa suite, en gênant la circulation pulmonaire, la dilatation du cœur droit et l'insuffisance tricuspide. Le souffle présystolique que nous avons signalé à gauche à la pointe, et le dédoublement constant du deuxième bruit, font poser le diagnostic de rétrécissement mitral.

M. Potain, à l'aide du sphygmographe de Marey et de son annexe, prend simultanément les battements du foie et de l'artère radiale (fig. 10).

Les courbes des battements hépatiques sont bien moins élevées que

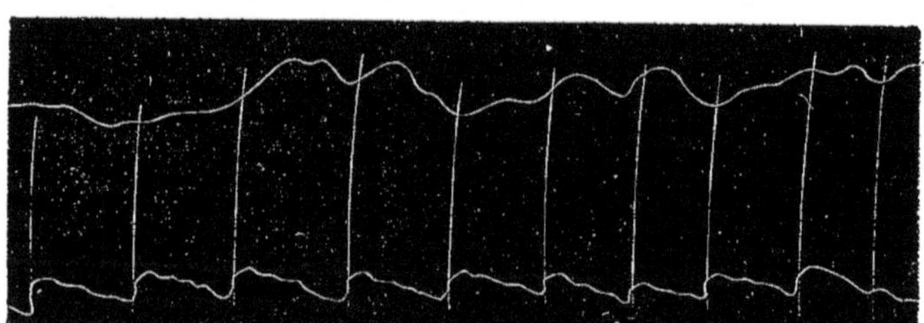

Fig. 10 (5 septembre). — Battements hépatiques ; pouls radial.

le 29 août. En revanche, celles des pulsations radiales ont beaucoup plus d'ampleur.

Le 9. 84 pulsations ; diminution des battements hépatiques. Moins d'oppression.

Le 10. La malade a eu cette nuit de l'agitation et du malaise sans que la toux et l'oppression aient reparu. Ce matin elle se trouve mieux; les veines du cou sont encore légèrement gonflées. La pulsation du bulbe et le claquement des valvules des jugulaires internes existent encore à un faible degré, on les remarque surtout pendant l'inspiration.

, Aujourd'hui le claquement valvulaire est double, la première partie de ce claquement paraît coïncider exactement avec le premier bruit du cœur.

36 inspirations. Moins de râles sibilants dans la poitrine. L'expiration se fait avec moins d'effort.

Prescription : Continuer la digitale.

Le 14. Respiration assez libre. L'expiration est pourtant toujours un peu gênée. Pouls à 100, irrégulier. Les battements des veines jugulaires sont nuls pendant l'expiration. Dans l'inspiration on les perçoit faiblement. Les battements des bulbes sont appréciables, bien que moins forts. Le claquement jugulaire est très-clair. Persistance du bruit de souffle épigastrique suivant le premier bruit du cœur. Ce bruit est maintenant peu intense.

Persistance à la base du dédoublement du deuxième bruit. A gauche, on entend toujours le souffle du grand silence.

Le 16. 84 pulsations. Obscurité du son, affaiblissement du murmure respiratoire, dans le tiers inférieur de la poitrine à droite. Un peu d'égophonie à la base du même côté. Pas de souffle. Respiration assez calme. 32 inspirations par minute.

Le claquement jugulaire est encore assez prononcé ; battements hépatiques moins nets.

Le soufffe que l'on entend vers la partie inférieure du sternum est très-diminué. Celui qui précède le premier bruit, et dont le maximum est à gauche à la pointe, est au contraire très-manifeste.

La malade sort sur sa demande le 16 septembre.

Une quinzaine de jours après, elle se présente de nouveau à l'hôpital et est admise dans le service de M. Potain. Elle raconte qu'il y a huit jours, ayant été exposée à la pluie, elle s'est refroidie. Une éruption très-marquée de purpura, maintenant presque éteinte et ne laissant plus que quelques maculatures, a succédé à ce refroidissement. Depuis ce moment, la malade tousse davantage, est plus oppressée, crache abondamment, elle se plaint d'un violent point de côté au sein droit. Les battements du cœur sont précipités. Le souffle au premier temps et à la pointe s'entend très-nettement sur le bord gauche du sternum.

On observe, dans la région sus-claviculaire, un claquement jugulaire, et une pulsation du bulbe des plus marqués. — *Prescription :* 2 pilules de digitale.

Le 17. Grande oppression.

Le 28. En arrière, on trouve de la matité dans la moitié inférieure droite de la poitrine. Dans ce point la respiration est très-affaiblie, on entend cependant des râles. L'oppression est toujours très-forte. Battements du foie facilement perçus à la main.

Prescription. On supprime la digitale, et on donne une potion avec 10 grammes de bromure de potassium.

Le 24. Affaissement très-considérable ; œdème du bras droit ; refroidissement des extrémités. 132 pulsations.

Le 26. Les battements veineux sus-claviculaires ont toujours une grande énergie, surtout du côté gauche. On ne sent plus les pulsations de la radiale, de la fémorale, de la brachiale.

Grande gêne de la respiration ; cyanose de plus en plus prononcée ; refroidissement des extrémités ; râle trachéal. Mort.

Autopsie faite vingt-quatre heures après la mort, en présence de M. Potain.

L'ouverture de l'abdomen et du thorax donne issue à une énorme quantité de sérosité citrine.

Dans la poitrine, il y a bien plus de liquide dans la plèvre droite que dans la gauche. Le poumon droit est refoulé contre la colonne vertébrale, et réduit aux deux tiers de son volume environ. Il est entièrement recouvert par une fausse membrane épaisse, et fixé dans la position que nous avons dite, par des adhérences très-solides.

Une incision, pratiquée du sommet à la base, y fait connaître les lésions ordinaires de la compression. Au milieu de ce tissu, à peine perméable, se voient quelques noyaux d'apoplexie pulmonaire.

Le poumon gauche, entouré de sérosité, présente, dans la languette antérieure de son lobe inférieur, et dans d'autres points de ce lobe, des noyaux d'apoplexie pulmonaire assez volumineux, et s'étendant tous jusqu'à la surface de l'organe. Ces noyaux se révèlent par une dépression de la surface pulmonaire, la coloration noirâtre, et la consistance plus grande du tissu.

Le foie présente une surface externe grenue. A la coupe, son tissu est marbré, granitique. Ses dimensions sont les suivantes :

Du bord droit au bord gauche, ou traversalement, 25 centimètres.

D'avant en arrière, 15 centimètres.

Verticalement, 7 centimètres.

L'incision du parenchyme hépatique, pratiquée en plusieurs points, révèle une dilatation considérable de tous les vaisseaux sus-hépatiques. Ces vaisseaux présentent un calibre très-exagéré dans la glande entière, jusque dans les points les plus éloignés de la veine cave inférieure.

Rien d'insolite du côté des reins, si ce n'est un peu de congestion. La rate, d'un volume normal, est ferme; sa coloration est d'un violet foncé.

L'utérus, très-volumineux, renferme de nombreux corps fibreux interstitiels. Un petit kyste, rempli de sérosité transparente, est suspendu aux franges de la trompe gauche. Les ovaires sont atrophiés.

Le péricarde incisé, laisse échapper une quantité notable de sérosité. Sur ses feuillets, pariétal et viscéral, on ne voit aucune trace de péricardite ancienne ou récente.

Le cœur est très-volumineux. Sa dimension transversale, prise au niveau du sillon qui sépare les oreillettes des ventricules, est de 12 centimètres.

La hauteur des ventricules, mesurée de l'origine de l'artère pulmonaire à la pointe du cœur, est également de 12 centimètres. L'incision du ventricule gauche montre que ses parois ont une épaisseur très-grande. Le tissu musculaire qui les forme est rouge, et ne présente nulle part de trace de dégénérescence graisseuse. L'orifice mitral est rétréci. La valvule, dont les deux valves sont épaissies, indurées et adhérentes par leurs bords, est transformée en un entonnoir rigide dont la base présente une circonférence de 10 centimètres. L'orifice qui forme le sommet de cet infundibulum n'a que 52 millimètres de pourtour.

L'oreillette gauche a des parois très-hypertrophiées; elles ont 4 millimètres d'épaisseur. Un caillot très-volumineux, adhérent aux parois postérieure, externe et antérieure, la remplit presque complétement. Il laisse seulement libre la paroi interne. Ce caillot, dans les points où il est appliqué sur les parois de l'oreillette, est formé de fibrine décolorée, disposée en couches concentriques comme cela se voit dans les anévrysmes. Au centre de cette coque ou enveloppe fibrineuse, qui manque seulement du côté de la paroi interne de l'oreillette, on trouve un caillot noirâtre assez mou, se désagrégeant facilement.

L'oreillette droite présente une sphère spacieuse dont le diamètre est de 8 centimètres et demi environ. Ses parois sont notablemen hypertrophiées.

Le ventricule droit paraît avoir une capacité à peu'près égale à celle de l'oreillette correspondante. Ses parois ont une épaisseur de 15 millimètres.

L'orifice tricuspide a un périmètre de 12 centimètres et-demi. Deux des valvules qui le ferment ont une hauteur de 2 centimètres. Elles. présentent, à leur bord libre, un épaississement notable. La troisième n'a que 13 millimètres du bord libre au bord adhérent.

Les trois valvules rapprochées ne peuvent fermer l'orifice auriculoventriculaire droit. Il y a, dans ce cas, insuffisance.

L'orifice aortique, normal, présente, au niveau des valvules, 68 millimètres de circonférence.

L'orifice pulmonaire a 77 millimètres de pourtour. La branche gauche de l'artère pulmonaire, contient un caillot fibrineux adhérent, qui ne se prolonge pas dans les divisions pulmonaires de l'artère.

Les orifices des veines caves supérieure et inférieure, et de la grande veine coronaire dans l'oreillette droite, sont très-élargis. Les dimeusions de la fosse ovale sont manifestement exagérées.

La veine cave inférieure fortement dilatée, surtout dans la portion qui se trouve comprise entre le cœur et l'embouchure des veines sushépatiques présente le périmètre suivant : au-dessus du foie, 92 millimètres ; immédiatement au-dessous des veines sus-hépatiques, 7 centimètres.

La veine cave supérieure, les deux troncs brachio-céphaliques veineux, les bulbes des jugulaires, sont dilatés et gorgés de sang noir. Les jugulaires internes et externes sont volumineuses. Les glandes salivaires, et en particulier les parotides, sont violacées et fortement hyperémiées.

RÉFLEXIONS.

L'observation que nous venons de rapporter nous semble à plusieurs points de vue intéressante. D'abord, parce que l'autopsie nous a permis de vérifier le diagnostic de l'affection du cœur posé pendant la vie : nous avons eu ainsi la démonstration palpable de l'insuffisance tricuspide et du rétrécissement mitral.

Le rétrécissement mitral était énorme, il devait remonter à une époque très-ancienne de la vie de la malade.

L'insuffisance tricuspide existait aussi, et nous pouvons en donner la preuve mathématique. Le périmètre de l'orifice auriculo-ventriculaire droit égalait, en effet, 12 centimètres 1/2. Le rayon de cette ouverture circulaire était, par conséquent, de 2 centimètres.

Voici quelles étaient les dimensions des trois valves de la tricuspide, mesurées de leur sommet à leur bord adhérent : — 2 centimètres pour deux d'entre elles ; 13 millimètres seulement pour la troisième. Il ressort clairement des mesures que nous venons de donner, que le troisième feston de la valvule tricuspide ne pouvait, par son sommet, venir au contact des deux autres (qui atteignaient exactement le centre de l'ouverture), mais en restait distant de 7 millimètres ; la valvule tricuspide était donc insuffisante.

Nous croyons pouvoir assurer, qu'à une certaine période de la vie de la malade, l'insuffisance tricuspide a dû être bien plus considérable encore.

Nous nous basons, pour l'affirmer, sur les variations énormes de la matité du cœur. A l'entrée de la malade, moment où les pulsations du foie et du bulbe ont été surtout marquées, la matité cardiaque mesurait transversalement 11 centimètres 1/2. Quelques jours après, le cœur était revenu à des dimensions bien moindres ; la matité transversale de cet organe n'était plus que de 8 centimètres ; les signes d'insuffisance tricuspide étaient aussi moins tranchés.

L'hypertrophie considérable du ventricule droit, dont les parois avaient 15 millimètres d'épaisseur, c'est-à-dire, plus du double de l'épaisseur normale, rend parfaitement compte de l'intensité que présentèrent les battements veineux lorsque survint l'insuffisance.

On comprend que le pouls veineux du foie et du bulbe ait pu être plus fort, à un moment donné, que les pulsations artérielles.

L'autopsie nous a révélé aussi, dans ce cas, une dilatation énorme de toute la portion de la veine cave inférieure située au-dessus de l'embouchure des veines sus-hépatiques, et des veines sus-hépatiques elles-mêmes, jusqu'au niveau de leurs plus fines ramifications dans le foie.

Cette dilatation si considérable de la veine cave inférieure et de tout l'arbre sus-hépatique est une confirmation nouvelle du reflux qui a dû s'opérer du cœur vers le foie pendant la vie.

De l'observation que nous venons de citer, ressort, comme on le voit, ce fait que nous tenions à mettre en lumière : — Les battements hépatiques peuvent apparaître, et même persister longtemps avec une grande intensité, sans qu'il y ait au cou pouls veineux des jugulaires externes et internes.

Chez notre malade, on n'observait au cou qu'une pulsation du bulbe des jugulaires, et cependant les battements du foie étaient très-énergiques.

Toutes les pulsations du bulbe s'accompagnaient d'un claquement des valvules de la jugulaire interne, tellement éclatant et tellement net, qu'il était impossible à méconnaître.

Pour nous, ce claquement jugulaire, lorsqu'il correspond, comme dans le cas présent, à la systole cardia-

que, est un des signes les plus caractéristiques de l'insuffisance tricuspide.

Une autre particularité intéressante de cette observation, c'est le balancement, si nous pouvons employer
cette expression, qui a toujours existé entre les deux
affections cardiaques droite et gauche.

A l'entrée de la malade à l'hôpital, les signes prédominants sont du côté du cœur droit : ce qui frappe,
c'est un bruit de souffle intense s'entendant au niveau
de la moitié inférieure du sternum, des battements
énergiques du foie, un claquement très-fort des valvules jugulaires; le cœur gauche garde pour ainsi dire
le silence; il se contracte faiblement, et c'est à peine si
l'on sent l'ondée qu'il lance dans les artères ; les signes
qui dominent à ce moment sont des signes d'asystolie.
Peu après, sous l'influence du repos et d'un traitement convenable, on voit s'opérer un véritable dégorgement de tout le système veineux. — La matité du
cœur et du foie diminue. Les pulsations du bulbe de
la jugulaire et les battements hépatiques deviennent
beaucoup plus faibles. — En même temps le cœur gauche reprend peu à peu sa force contractile. Le choc de
la pointe est maintenant perçu nettement. On trouve,
à l'auscultation, tous les signes d'un rétrécissement de
l'orifice mitral, affection certainement ancienne, mais
que l'on n'avait pas pu reconnaître dans les premiers
jours à cause de la faiblesse et du tumulte des bruits
du cœur.

Comment expliquer l'alternance que nous avons observée dans ce cas, entre les signes donnés par les
lésions du cœur droit et du cœur gauche? Pourquoi
les deux souffles produits par le rétrécissement de

l'orifice mitral et l'insuffisance de la valvule tricuspide ne se sont-ils montrés que successivement?

Voici, je crois, une explication acceptable de ce fait :

Toutes les fois qu'existe une insuffisance très-prononcée de la valvule tricuspide, quelle que soit d'ailleurs la cause de cette insuffisance, l'ondée lancée dans le poumon à chaque systole du ventricule est d'autant moindre que la valvule auriculo-ventriculaire droite ferme plus incomplétement. D'autre part, les veines pulmonaires ne peuvent rapporter au cœur gauche que le sang versé dans le poumon par l'artère pulmonaire. Il est donc de la dernière évidence que, toutes les fois qu'il existera une insuffisance tricuspide considérable, le cœur gauche recevra dès lors très-peu de sang. Il nous semble très-naturel de voir à ce moment, en raison de la très-petite quantité de sang qui traverse le cœur gauche, disparaître les signes d'un rétrécissement mitral. L'orifice mitral est devenu passagèrement suffisant.

Les deux tracés des battements hépatiques et du pouls radial, recueillis à deux époques différentes de la maladie, l'une le 29 août (fig. 8), quand les signes de dilatation du cœur droit et d'insuffisance tricuspide étaient prédominants; l'autre, obtenu le 5 septembre (fig. 10), dans un moment où l'insuffisance tricuspide semblait moindre, et où le cœur gauche paraissait fonctionner plus activement, rendent parfaitement compte de la succession des phénomènes observés du côté du cœur et du foie.

Dans le premier tracé, les pulsations hépatiques sont considérables, le pouls radial très-faible; dans le second, au contraire, la pulsation artérielle est énergique, tandis que le battement du foie est presque nul.

Le tracé de la fig. 10 montre de plus qu'à une forte pulsation de la radiale, ne correspond pas nécessairement une pulsation forte du foie. Au contraire, presque toujours en regard d'une faible ondulation de la radiale, on voit un battement du foie qui présente une grande amplitude. Ces remarques nous paraissent réduire à néant l'objection que l'on pourrait nous faire de reproduire, en appliquant notre entonnoir à l'épigastre ou sur la région de l'hypochondre droit, non pas, comme nous le prétendons, des battements hépatiques, mais des mouvements communiqués au foie par les pulsations de l'aorte, du tronc cœliaque, ou même du cœur. Il est évident que, si telle était la cause des battements sentis dans la région du foie, ces battements augmenteraient d'intensité à mesure que les pulsations du cœur et de toutes artères deviendraient plus energiques.

C'est précisément le contraire que nous avons observé dans le cas présent. Les battements du foie ont diminué d'amplitude, à mesure que sont devenus plus forts et le choc de la pointe du cœur et toutes les pulsations artérielles.

Comment d'ailleurs, en restant toujours dans cette supposition que les mouvements du cœur et des artères donnent lieu aux soulèvements du foie, expliquer 1 défaut complet de concordance que l'on observe ici entre les fortes pulsations de la radiale et du foie?

OBSERVATION III.

Rétrécissement extrême de la valvule mitrale. — Insuffisance relative de la tricuspide. — Battements très-marqués du foie. — Pulsations du bulbe des deux jugulaires internes. (Empruntée au mémoire de Friedreich sur le pouls veineux).

Peter Fink, âgé de 39 ans, jouissant habituellement d'une bonne santé, est atteint depuis plusieurs semaines, à la suite d'un refroidissement, d'une bronchite avec toux et expectoration muqueuse. Voyant ces symptômes s'aggraver et s'accompagner de dyspnée, le malade vient réclamer nos secours à la Clinique, le 5 août 1864.

Voici ce que nous constatons chez ce malade, lors de son entrée dans nos salles :

L'appétit est normal, la nutrition se fait bien, les forces sont conservées. Il n'y a jamais eu d'œdème. Toux fréquente avec expectoration muco-purulente ; un peu de dyspnée.

La percussion donne le son normal des poumons en avant jusqu'à la septième côte, et en arrière jusqu'à la dixième.

A l'auscultation, on entend, mêlés au bruit vésiculaire normal, de nombreux râles muqueux. Le volume du cœur ne semble pas augmenté. Le choc de la pointe est à peine sensible ; les battements sont très-irréguliers. On perçoit, à la pointe du ventricule gauche, un souffle-systolique, qui ne devient évident que si l'on excite les battements du cœur par un exercice violent. Les autres bruits du cœur sont normaux, mais faibles. Le foie est considérablement augmenté de volume ; son bord tranchant atteint presque l'ombilic. Le lobe gauche se sent jusque dans l'hypochondre gauche ; il ne présente pas de pulsations appréciables. La rate est aussi augmentée de volume ; elle atteint en bas le bord inférieur du thorax, et peut être facilement sentie dans les grandes inspirations. Dans l'urine, faible quantité d'albumine. Dans les veines du cou, ni pulsation, ni mouvement.

Après un traitement diététique et l'ingestion de potions expectorantes, tous ces phénomènes s'amendèrent ; la toux cessa presque complétement, l'albumine disparut des urines, les mouvements du cœur devinrent réguliers.

Le malade amélioré quitta l'hôpital le 14 août. Le diagnostic porté, lors du premier séjour, fut le suivant : insuffisance modérée de la valvule mitrale, léger emphysème du poumon et catarrhe bronchique.

Le 27 août, le malade vint de nouveau réclamer nos soins à l'hôpital. Il avait été repris de toux et de dyspnée. A ces signes déjà constatés s'étaient ajoutés une diarrhée abondante et de l'œdème des jambes. L'examen fit constater un peu d'ascite; dans les urines une faible proportion d'albumine; le refroidissement des extrémités et une cyanose légère de la face. Persistance des signes déjà constatés au cœur et aux poumons. Le traitement consista dans l'administration de diurétiques. Sous cette influence, la quantité d'urine augmenta, les hydropisies disparurent, et le malade demanda à sortir, le 7 septembre 1864.

Mais, cette fois, l'amélioration fut de courte durée; bientôt survinrent une nouvelle diarrhée abondante, de l'ascite, de l'hydropisie de la face et des jambes, et le malade revint pour la troisième fois, le 1er octobre, dans un état d'épuisement très-grand. Outre les signes déjà constatés, on trouva à l'examen : un hydrothorax double, une forte bronchite et un léger emphysème des deux poumons. Coloration livide des joues et des lèvres. Le poumon recouvrant le cœur par suite de l'emphysème, on ne peut pas arriver par la percussion à démontrer la dilatation de cet organe, bien que le malade présente tous les signes rationnels de cette affection. Choc de la pointe très-faible, à peine appréciable. A la pointe du ventricule gauche, on entend toujours le souffle systolique déjà décrit. Les autres bruits du cœur sont faibles, mais normaux; les battements toujours très-irréguliers. Le pouls radial petit et facilement dépressible. Urines peu abondantes avec une petite proportion d'albumine. Densité, 1017.—Sous l'influence de la médication diurétique et expectorante, cette fois encore, on vit les symptômes d'hydropisie et le catarrhe bronchique s'améliorer. La diurèse devint très-abondante, jusqu'à 5 litres par jour; l'albumine disparut. Le malade eut quelques hémoptysies peu considérables; mais une diarrhée légère persista, et malgré un traitement tonique et des soins minutieux, le malade maigrit considérablement et présenta un aspect anémique de plus en plus prononcé. En même temps, l'appétit diminua, et survinrent des nausées fréquentes et des vomissements.

Déjà, à la troisième entrée du malade à la Clinique, on avait remarqué des pulsations épigastriques qui s'étendaient jusque dans l'hypochondre droit; il fut facile de constater que ces pulsations se faisaient sentir dans les deux lobes hypertrophiés du foie, qui débordaient les fausses côtes. On les percevait jusque dans le bord tranchant du foie. Le 20 octobre, un deuxième examen révéla une augmentation considérable dans l'intensité de ces battements, très-faciles à percevoir à la vue et au toucher.

Le souffle systolique du ventricule gauche existait toujours. On entendait de plus un second souffle systolique au niveau de la partie inférieure du sternum.

Ce souffle, plus intense que le précédent, se propageait dans la région de l'hypochondre droit jusqu'au niveau de la surface du foie. On rapporta ce souffle, vu l'énergie des pulsations hépatiques, à l'existence probable d'une insuffisance tricuspide.

La présence d'un emphysème peu considérable du poumon ne pouvait expliquer le développement de cette insuffisance tricuspide ; aussi fut-on obligé d'admettre simultanément un rétrécissement mitral, bien qu'il fût impossible de percevoir aucun souffle diastolique ou présystolique au niveau du ventricule gauche. Les veines du cou, assez développées, ne présentaient aucune trace du mouvement pulsatile.

27 octobre. Les symptômes précédents persistent, mais on observe de nouveaux signes du côté du cou. En effet, on voit apparaître, au-dessus de l'extrémité sternale de la clavicule, une tumeur pulsatile du volume d'une noisette environ. Cette tumeur, beaucoup plus prononcée à droite, correspond à l'extrémité inférieure dilatée de la veine jugulaire interne. (Pulsation du bulbe.) Le doigt appliqué sur la tumeur ressent, au moment de chaque pulsation, un choc simple et très-intense, qui contraste d'une manière notable avec les pulsations très-faibles des artères carotides. A l'aide du stéthoscope, on entend à ce niveau un claquement valvulaire retentissant, aigu et bien limité, dû à la fermeture des valvules, qui sont situées à la partie inférieure de la jugulaire interne (bruit valvulaire de Bamberger). Toute la portion des jugulaires internes située au-dessus des valvules, de même que les jugulaires externes, ne présentent aucune trace de mouvements pulsatiles.

2 novembre. On applique le sphygmographe pour obtenir le tracé des pulsations hépatiques.

Les courbes des battements du foie présentent une ligne d'ascension brusque et très-élevée, ainsi qu'un dicrotisme prononcé, dû aux contractions de l'oreillette. Sur quelques-unes des courbes, on remarque aussi un léger dicrotisme descendant, analogue au dicrotisme diastolique du pouls artériel. On observe également, au sommet de plusieurs courbes, des encochures profondes, en forme de selles, associées au dicrotisme systolique (1).

Le 13. On fait une nouvelle étude des pulsations hépatiques. Cette fois la ligne d'ascension est tout à fait droite, et le dicrotisme systolique fait complétement défaut. On observe encore sur quelques courbes, le dicrotisme diastolique et les encochures du sommet.

Les pulsations du bulbe de la veine jugulaire interne prises le même jour à l'aide du sphygmographe, présentent des lignes d'ascension brusques, élevées, et sans aucune interruption. La ligne descendante au contraire, offre deux ondulations, dont la première, fort élevée, n'atteint pourtant jamais le niveau du sommet de la ligne d'ascension, et dont la seconde, beaucoup plus douce, se rapproche du dicrotisme artériel.

Le 15. Diarrhée abondante; inappétence; langue chargée; quelques vomissements, toux, dyspnée, albuminurie intermittente; abdomen développé et tendu; épanchement ascitique moyen; œdème des membres inférieurs; diminution des forces; refroidissement des extrémités et du nez.

Depuis quelques jours, le malade présente un ictère généralisé. Les urines renferment la matière colorante de la bile ; les selles sont décolorées. Le malade se plaint de démangeaisons. Il rend de temps en temps des crachats sanguinolents et a eu quelques épistaxis. Les pulsations du foie et du bulbe de la jugulaire interne persistent. Le pouls de la radiale est très-fréquent et filiforme. La température s'abaisse à 28°, 4 (Réaumur).

Le 16. Les courbes des pulsations hépatiques présentent des lignes d'ascension droites, sans aucune trace de dicrotisme systolique. Le dicrotisme diastolique lui-même est très-faible. Au sommet de quelques courbes on observe de petites encochures.

1er janvier 1865. L'hydropisie a fait des progrès, on observe tous les symptômes d'un hydrothorax double. L'anasarque a gagné les membres supérieurs ainsi que la face; l'ictère persiste. Crachats sanguinolents abondants. Au niveau du scrotum fortement œdématié, et sur les membres inférieurs on voit des suffusions sanguines. Sur le tronc, on remarque également quelques ecchymoses.

Les pulsations du foie et des veines du cou persistent, bien qu'elles soient devenues beaucoup plus faibles. On perçoit cependant tou-

(1) On ne doit attacher aucune importance à cette encochure du sommet de la courbe, qui est certainement due à une imperfection de l'instrument, et qui se reproduit chaque fois qu'une impulsion très-brusque est communiquée au levier du sphygmographe.

ijours, de chaque côté du cou, le bruit valvulaire des veines jugulaires.

Vu l'augmentation de l'œdème et de la dyspnée, on pratique aux membres inférieurs des scarifications qui laissent écouler une grande quantité de sérosité.

Le 4. Faiblesse considérable ; pouls artériel insaisissable ; refroidissement des extrémités. Les pulsations du bulbe et le claquement des valvules jugulaires deviennent de jour en jour plus faibles.

Il en est de même des pulsations hépatiques, qu'on ne perçoit plus maintenant qu'au niveau du lobe gauche. Dans divers points du corps, se sont développées des taches bleuâtres, hypostatiques.

Dans la nuit qui précède la mort, agitation, délire, et vomissements de matières analogues à du marc de café. Le malade succombe le 4 janvier, à neuf heures du matin.

Autopsie. — Ictère généralisé ; anasarque très-étendue ; hydrothorax double ; hydropéricarde ; ascite abondante. Le cœur est très-volumineux, surtout dans la moitié droite. Ses cavités sont remplies d'une quantité considérable de sang. Le péricarde présente dans le point où il recouvre l'oreillette droite des ecchymoses nombreuses. L'oreillette gauche est fortement dilatée. L'endocarde, blanchâtre, est très-épaissi. L'orifice mitral présente un rétrécissement considérable. Il est transformé en une fente transversale qui permet à peine le passage du petit doigt. Les petits cordages tendineux de la valvule sont très-épaissis, revenus sur eux-mêmes, et soudés entre eux de manière à former de véritables colonnes tendineuses.

Le ventricule gauche, malgré le rétrécissement mitral, présente une cavité de dimensions à peu près normales. Les valvules de l'aorte et de l'artère pulmonaire sont saines. La valvule tricuspide ne présente pas d'altération de texture. Par contre, l'orifice auriculo-ventriculaire droit est énormément dilaté, à tel point qu'on peut y introduire facilement les cinq doigts réunis.

Le muscle cardiaque présente une coloration et une consistance normales. Les cavités droites du cœur sont fortement dilatées ; le ventricule droit est très-hypertrophié.

Les deux poumons sont légèrement emphysémateux, et présentent en certains points, des adhérences anciennes avec la paroi thoracique.

Ils sont tous deux un peu œdémateux et congestionnés à la base. On y trouve d'anciens infarctus hémorrhagiques. Un peu de bronchite avec exsudation mucoso-sanguinolente. Plusieurs bronches présentent une dilatation cylindrique. La muqueuse du larynx et de la trachée offre une coloration foncée, livide.

Périsplénite chronique. La pulpe de la rate, résistante, est traversée en tous sens par des trabécules épaissis.

Un infarctus assez étendu, d'une coloration d'un blanc jaunâtre, pénètre profondément dans le tissu de la rate.

Le foie, dont le tissu semble normal, présente une surface granuleuse; sa consistance rappelle celle du cuir, ce qui est dû à une prolifération très-prononcée du tissu conjonctif interstitiel.

A la coupe, aspect noix de muscade. Les rameaux des veines sus-hépatiques sont énormément dilatés et gorgés de sang.

Les troncs les plus volumineux présentent une largeur de 2 pouces.

Ces vaisseaux sont surtout dilatés dans le lobe gauche du foie, où la surface de leurs coupes l'emporte en étendue sur le parenchyme du foie lui-même.

La veine cave inférieure dans son court trajet depuis les veines sus-hépatiques jusqu'au cœur, est énormément dilatée. Son périmètre mesure en ce point 3 pouces et 4 lignes; tandis que la portion de cette veine située au-dessous de l'orifice des veines sus-hépatiques, est à peine dilatée et n'offre une circonférence que de 2 pouces.

Léger œdème des parois de la vésicule biliaire, qui renferme une petite quantité de bile de consistance muqueuse. Cette bile s'écoule dans le duodénum quand on presse sur la vésicule.

L'estomac et l'intestin présentent les signes d'un catarrhe chronique et d'une hyperémie veineuse.

Les reins, les capsules surrénales, le pancréas, sont gorgés de sang et offrent à la coupe une consistance assez grande. La vessie est normale.

La substance cérébrale est légèrement œdématiée.

Les deux veines jugulaires externes sont remplies de sang noir. Leurs valvules sont suffisantes. La veine cave supérieure est fortement dilatée, ainsi que les deux troncs brachio-céphaliques veineux.

Les bulbes des veines jugulaires internes, jusqu'au niveau de l'insertion des valvules, présentent une capacité beaucoup plus grande qu'à l'état nomal.

Les sinus valvulaires sont aussi très-dilatés. Néanmoins les valvules sont complétement suffisantes, car en exerçant une pression sur le cœur droit et l'oreillette droite, on ne voit pas refluer de sang dans la portion de ces veines située au-dessus des valvules. En recommen=

cant cette expérience, après avoir ouvert les jugulaires au-dessus des valvules, on peut se convaincre que les valvules obturent complétement la lumière du vaisseau.

Entre la valvule soulevée de la veine jugulaire interne droite et la paroi veineuse, c'est-à-dire dans le sinus de cette valvule, on trouve un caillot qui a presque le volume d'une noisette, fortement adhérent, ancien, d'une coloration rosée.

Sa surface est lisse; il renferme, au centre, un liquide filant.

L'extrémité conique de ce caillot valvulaire se prolonge inférieurement jusque dans la lumière du tronc brachio-céphalique veineux.

OBSERVATION IV.

Rétrécissement et insuffisance mitrales. — Insuffisance tricuspide. — Légère insuffisance aortique. — Apparition successive des pulsations du foie, du pouls du bulbe, puis des battements des veines jugulaires. (Empruntée à Friedreich.)

Jean Wolk, 28 ans, journalier, a eu, il y a cinq ans, un rhumatisme articulaire fort grave, qui dura trois mois et demi.

Lorsqu'il voulut reprendre son travail, après cette maladie, il éprouva de la dyspnée et des palpitations, en même temps que de la toux. Depuis deux ans, épistaxis fréquentes, vertiges, céphalalgie, affaiblissement et amaigrissement des plus marqués. Le malade entre à la clinique le 6 octobre 1864, dans l'état suivant :

Légère cyanose des lèvres et des joues, bien que la coloration du reste de la face indique un état anémique.

Voussure précordiale très-marquée.

La matité du cœur s'étend verticalement de la troisième à la sixième côte, et, en largeur, de la ligne parasternale droite à la ligne mamillaire gauche. A la palpation, on perçoit deux frémissements systoliques nettement séparés l'un de l'autre.

Le premier de ces frémissements a son maximum au niveau du cinquième espace intercostal, un peu à gauche du mamelon. Il correspond, par conséquent, au sommet du ventricule gauche.

Le second frémissement répond à la moitié inférieure du sternum, c'est-à-dire au ventricule droit. A l'auscultation, on entend, à la pointe du ventricule gauche, un souffle prolongé, qui remplace le premier bruit normal. Au niveau de la partie inférieure du sternum, on perçoit un second souffle systolique intense, qui est beaucoup plus prononcé, plus aigu et plus rude, que le bruit perçu au niveau du ventricule gauche.

Le second bruit, normal, retentit faiblement à la pointe du cœur. Il n'est pas très-fort non plus au niveau de l'orifice de l'aorte. On l'entend plus nettement, sans qu'il soit pourtant très-accentué, dans le point qui correspond aux valvules sigmoïdes de l'artère pulmonaire.

Le pouls radial et carotidien est assez fort. Les veines du cou sont légèrement gonflées, mais n'offrent pas de pulsations. Rien aux poumons qu'un léger catarrhe bronchique. Le foie, volumineux, dépasse le rebord des fausses côtes de 2 pouces 1/2, au niveau de la ligne mamillaire droite. Sur la ligne médiane, il atteint l'ombilic. Son lobe gauche s'étend jusqu'à la ligne mamillaire gauche prolongée. Sa surface est lisse, son bord inférieur facile à saisir.

La main, appliquée sur la surface de l'organe, perçoit une double pulsation extrêmement nette, qui est du reste visible même à l'œil nu.

La rate, également volumineuse, déborde les fausses côtes, et l'on peut la sentir par le palper. Le diagnostic posé fut : Insuffisance et rétrécissement mitral, avec insuffisance de la valvule tricuspide. Peu de temps après son entrée, le malade fut pris d'une pleurésie droite, légère. Le 22 décembre, symptômes de thrombose de la veine crurale droite; œdème de la jambe droite et des organes génitaux externes, albuminurie légère, nausées fréquentes et douleur à l'épigastre.

On recueille, en appliquant le sphygmographe, plusieurs tracés des battements hépatiques. Les diverses courbes ainsi obtenues ne diffèrent pas sensiblement. Le dicrotisme de la pulsation du foie, sensible même au palper, est rendu très-nettement sur les tracés. Il n'y a pas de dicrotisme descendant (voir notre fig. 7, qui est la reproduction d'un de ces tracés).

1er janvier 1865. Depuis quelques jours seulement, on observe, dans la région sus-claviculaire, des pulsations très-nettes des bulbes des deux jugulaires internes; mais, depuis la dernière nuit, on constate, dans toute l'étendue des deux veines jugulaires internes, un pouls veineux très-marqué.

Les pulsations veineuses se perçoivent jusqu'au niveau de l'angle du maxillaire inférieur; elles sont doubles comme celles du foie. En appliquant le sphygmographe au niveau de la veine jugulaire interne droite, on recueille le tracé des pulsations veineuses. Les courbes de ces pulsations offrent un dicrotisme ascendant très-caractérisé, et un léger dicrotisme descendant.

En posant le doigt sur la jugulaire interne, au niveau de l'insertion 'des valvules, on sent un frémissement double extrêmement net, qui correspond à chaque pulsation. On entend, dans le même point, si l'on ausculte, un souffle rude, également double.

Le frémissement et le souffle ne se perçoivent pas dans la partie supérieure de la veine. Au moment de la toux, le doigt sent, au niveau des valvules, un frémissement prolongé. Si l'on engage le malade à faire un effort, on voit disparaître la pulsation et le frémissement; la veine se gonfle considérablement, et se dessine, dans tout son parcours, sous l'apparence d'un tube fortement distendu.

Au niveau des veines jugulaires externes, on perçoit des mouvements ondulatoires très-faibles, sans aucune pulsation.

Quelques jours après l'apparition des pulsations des veines du cou, le malade présente une cyanose considérable des lèvres et des joues, ainsi que de l'œdème de la face. La pleurésie droite dont nous avons parlé a disparu. Diminution des forces, anasarque croissante des membres inférieurs et des bourses; ictère marqué, nausées fréquentes; toux suivie de temps en temps de crachats hémoptoïques; dyspnée; urines peu abondantes, albumineuses.

Le 12. Depuis ces derniers temps, l'ascite a considérablement augmenté; aussi les pulsations hépatiques sont moins sensibles. De plus, les plèvres se sont prises tantôt à droite, tantôt à gauche.

Ces accidents se sont accompagnés de point de côté et de bruit de frottement, mais non pas d'épanchement liquide. Crachats hémoptoïques fréquents.

Dans ces derniers jours, s'est développée une insuffisance des valvules de la veine jugulaire externe droite. On observe, en effet, dans toute l'étendue de ce vaisseau, une pulsation dédoublée extrêmement nette.

Si l'on comprime la veine, à la partie moyenne du cou, les pulsations disparaissent dans la moitié supérieure du vaisseau; et persistent, au contraire, dans sa portion inférieure. La veine jugulaire externe gauche n'offre aucune pulsation.

Le 22. Œdème commençant des deux membres supérieurs. Le membre supérieur gauche surtout est fortement tuméfié; il est douloureux sur le trajet des gros troncs veineux. La veine humérale présente un cordon dur, que l'on suit jusque dans le creux axillaire. Les pulsations des veines du cou persistent, mais elles se sont modifiées, attendu qu'elles sont devenues simples. On constate, en appliquant le sphygmographe sur la veine jugulaire interne droite, que le dicrotisme systolique ne se montre plus sur les tracés des pulsations veineuses.

'Sur quelques courbes, on trouve un léger dicrotisme diastolique. La 'veine jugulaire externe gauche et les veines de la moitié droite de la 'face, considérablement dilatées et saillantes, présentent des pulsations simples très-nettes. L'influence de la respiration se fait sentir sur toutes ces veines, et donne lieu à une succession de soulèvements et d'affaissements très-marqués.

L'épanchement ascitique, qui augmente toujours, permet à peine de sentir les pulsations hépatiques. Le pouls radial est petit, dépressible, les extrémités froides, la dyspnée considérable. Râles muqueux dans toute l'étendue des poumons.

Le 28. Des battements simples, bien évidents, apparaissent dans la veine céphalique antibrachiale droite fortement dilatée. On doit en conclure que les valvules de la veine sous-clavière droite, et des veines brachiales du même côté, sont devenues insuffisantes.

Les pulsations des veines du cou se perçoivent toujours, mais elles sont simples. On sent également le frémissement indiqué déjà au niveau des valvules des jugulaires internes. Ce frémissement est lui aussi devenu simple.

Affaiblissement croissant, abaissement de la température, toux suivie de crachats sanguinolents; collapsus; mort le 3 février.

Autopsie. — Anasarque généralisée; suffusions sanguines cadavériques nombreuses.

Les deux feuillets du péricarde sont intimement soudés l'un à l'autre par une couche mince de tissu cellulaire. Le muscle cardiaque est ferme, et présente une coloration d'un rouge foncé. Le ventricule gauche offre des dimensions à peu près normales; ses parois ne semblent avoir subi aucune altération. Le ventricule droit, au contraire, paraît très-hypertrophié et dilaté, surtout au niveau de l'infundibulum. L'oreillette droite présente une hypertrophie excentrique considérable; les valvules de l'artère pulmonaire sont normales. Deux des festons de la valvule tricuspide sont gonflés et froncés; les tendons de cette valvule sont épaissis et raccourcis, ce qui constitue une insuffisance évidente. Le troisième feston est normal. Les valvules sigmoïdes de l'aorte offrent un faible degré d'insuffisance, dû à une légère rétraction, et à la soudure latérale de deux d'entre elles. Les deux valvules de la mitrale sont fortement sclérosées, et forment, par leur union intime, un véritable anneau incrusté de sels calcaires. Les tendons de cette valvule, épaissis et soudés entre eux, constituent, par leur assemblage, de petites colonnes.

Le rétrécissement est assez considérable pour nē permettre qu'avec peine l'introduction de l'extrémité du doigt indicateur.

Sur la membrane interne de l'artère pulmonaire, on observe des plaques sclérotiques qui ont subi la dégénérescence graisseuse. Toutes les veines du cou, et notamment les veines jugulaires internes, sont fortement dilatées et gorgées de sang. Il est facile de démontrer sur le cadavre l'insuffisance des valvules des veines jugulaires internes et externes. La veine brachiale gauche est complétement oblitérée par un thrombus mou central, à partir du point où elle se jette dans le creux axillaire. La veine fémorale droite est également oblitérée dans tout son parcours, jusqu'au niveau du ligament de Poupart, par des caillots thrombotiques. On trouve quelques caillots emboliques adhérents dans les principaux troncs et les ramifications de l'artère pulmonaire. Les deux poumons présentent des adhérences nombreuses. A la partie postérieure et inférieure du poumon gauche, on trouve un infarctus hémorrhagique volumineux et récent, et, de plus, un infarctus ancien, dont le centre est en voie de dégénérescence.

Le reste du parenchyme est aéré, mais offre une teinte brunâtre et un œdème léger.

Le poumon droit présente des altérations tout à fait analogues. La muqueuse des bronches, du larynx et de la trachée est très-hypérémiée. Le corps thyroïde n'est point altéré, bien que toutes les veines de cet organe soient très-dilatées.

Liquide abondant dans la cavité abdominale; épiploon et mésentère très-épaissis. Le foie est granuleux à sa surface; plus petit qu'à l'état normal. A la coupe, on observe une grande abondance de tissu conjonctif, un aspect noix de muscade très-prononcé, une résistance considérable du parenchyme. La vésicule biliaire renferme beaucoup de bile épaisse et noire. Les rameaux des veines sus-hépatiques sont très-dilatés.

La rate est petite, résistante, d'une couleur rouge foncé. Pancréas dur et granuleux; catarrhe chronique de la muqueuse stomacale; œdème des parois de l'intestin. Les reins, les capsules surrénales et la vessie ne présentent aucune altération spéciale. Les sinus de la dure-mère ne renferment pas une quantité surabondante de sang. Le cerveau et la pie-mère sont œdématiés. Les ventricules latéraux ne contiennent pas de liquide.

*Les pulsations hépatiques peuvent-elles se lier à une insuf-
fisance tricuspide transitoire, et n'apparaître que passagèrement?*

Quelle est la valeur pronostique des battements du
foie? Persistent-ils toujours quand une fois ils se sont
montrés? Doit-on, chaque fois qu'on les rencontre chez
un malade, désespérer complétement de la guérison?
Ou bien ces pulsations peuvent-elles se lier à une dilatation accidentelle du cœur droit, et par conséquent
disparaître avec cette lésion?

L'observation que nous a communiquée M. Potain, et
dont nous avons donné les détails plus haut, montre
d'une façon très-probante que les battements hépatiques
peuvent apparaître tout à fait passagèrement. Il est
vrai que la malade dont il est question ne présentait aucun signe d'affection du cœur gauche et du poumon.

L'existence des battements hépatiques et de l'insuffisance tricuspide nous a paru se rattacher, dans ce cas,
à une simple perturbation nerveuse produite par la co-
lique hépatique.

Nous convenons que cet exemple de pulsations du foie
est exceptionnel, et ne ressemble pas du tout à ceux
que nous avons déjà cités ou que nous rapportons plus
loin. Presque toujours, en effet, les battements hépatiques se rattachent à des altérations graves et définitives
du cœur. En comparant les 9 exemples de pulsations
hépatiques que nous avons réunis dans ce travail, on
voit que 8 fois l'insuffisance tricuspide et le pouls vei-

neux du foie ont succédé à des lésions anciennes des orifices du cœur gauche.

Dans ces 8 observations, l'orifice mitral était altéré (rétréci ou insuffisant). Les lésions du cœur gauche, survenues le plus souvent à la suite de rhumatismes articulaires, semblaient de date ancienne.

On comprend aisément que, chez les sujets dont la circulation cardiaque et pulmonaire est rendue déjà très-difficile par les lésions que nous venons d'indiquer, la moindre complication nouvelle du côté du cœur ou du poumon puisse amener la dilatation passive des cavités droites. Il y a une limite à l'énergie contractile du ventricule droit. En redoublant d'activité, il parvient à lutter, quelquefois pendant des années, contre un trouble grave de la circulation du poumon ou du cœur gauche. Mais qu'il survienne alors du côté du cœur un nouvel obstacle ; qu'une altération du poumon, qui n'existait pas encore, apparaisse ; que même l'innervation cardiaque devienne moins active et moins régulière ; aussitôt se montrent tous les signes de la dilatation passive du cœur droit et de l'insuffisance de la valvule tricuspide.

Cette dernière lésion n'est pas nécessairement permanente ; les complications cardiaques ou pulmonaires qui l'ont produite peuvent disparaître, l'état général du malade peut s'améliorer ; et, sous cette double influence, diminution de la résistance opposée au passage du sang, innervation plus régulière, on voit alors les signes de l'insuffisance tricuspide s'effacer l'un après l'autre. Le pouls veineux des jugulaires et les battements du foie peuvent donc disparaître après avoir existé quelque temps.

L'observation suivante, prise sur un malade qui vint
passer un mois dans le service de M. Potain, au moment d'une recrudescence d'ancienne affection cardiaque, est un exemple remarquable de manifestation passagère des pulsations hépatiques.

OBSERVATION V.

Hypertrophie du cœur. — Insuffisance tricuspide. — Battements hépatiques et pouls veineux des jugulaires n'apparaissant que passagèrement.

Anger (Jean), âgé de 40 ans, marchand des quatre-saisons, entre, le 14 septembre 1868, salle Saint-Louis, n° 7, dans le service de M. Potain.

Ce malade, depuis l'âge de 12 ans, a eu presque tous les ans des attaques de rhumatisme articulaire. Les premières attaques n'ont laissé après elles ni gêne du côté du cœur ni oppression.

Il y a douze ans, une attaque de rhumatisme, plus forte que les autres, força notre homme à entrer à la Charité, dans le service de M. Bouillaud. Toutes les articulations étaient prises. Six saignées furent pratiquées en trois jours. La convalescence fut très-longue, le malade dut passer six mois à l'hôpital. C'est à la suite de cette attaque qu'apparurent, pour la première fois, l'oppression et les palpitations.

Depuis, les attaques se sont répétées à peu près chaque année. Chacune d'elles a duré en moyenne trois semaines. Presque toutes les articulations ont été, à chaque fois, envahies par le rhumatisme.

Cette année, le malade a ressenti quelques douleurs articulaires vers le mois de mai; mais ces douleurs ont été peu intenses et l'ont à peine retenu au lit.

Depuis trois semaines environ, sans perte de l'appétit, sans fièvre, le malade a vu survenir un gonflement très-considérable du ventre, et de l'œdème des jambes.

État actuel. 140 pulsations, pouls très-petit, très-faible.

Ventre volumineux, tendu; matité dans les parties déclives; sensation de flot assez distincte.

Le foie donne une matité très-étendue : mesurée sur la verticale du mamelon, elle est de 19 centimètres, et sur la ligne médiane de 12 centimètres.

OEdème des membres inférieurs remontant jusqu'à la partie supérieure des cuisses. OEdème du scrotum.

Le malade ne se plaint pas, en ce moment, de palpitations. Impulsion du cœur très-sensible à la main, assez large.

Matité du cœur : verticalement et transversalement, 7 centimètres.

Les deux bruits normaux sont fort assourdis et enroués. Le second s'entend assez distinctement à la base. Le premier est suivi d'un souffle qui remplit le petit silence. Ce souffle a son maximum à la pointe; il se prolonge vers la partie inférieure du sternum, s'exagérant notablement pendant l'inspiration.

Respiration normale. Pas de râles au niveau de la base des poumons.

Les jugulaires externes sont tuméfiées. On y observe des pulsations très-nettes. Ces pulsations sont plus marquées dans la jugulaire droite que dans la gauche.

En explorant avec la main le foie, on sent, dans toute la portion de cet organe qui dépasse les fausses côtes, des battements évidents. Ces battements semblent succéder immédiatement au choc de la pointe du cœur.

Le tracé de ces battements hépatiques, pris en même temps que les battements de la radiale, montre (fig. 11) que chaque pulsation du foie correspond presque exactement au soulèvement de l'artère. La

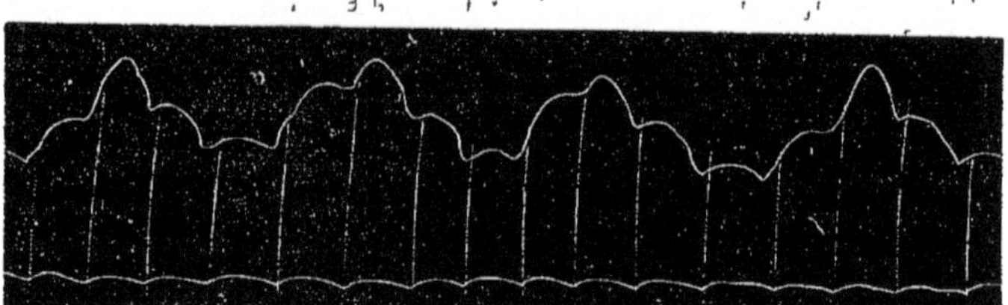

Fig. 11. — Battements hépatiques; pouls radial.

pulsation du foie précède cependant toujours un peu la diastole de l'artère.

Quelques-unes des pulsations hépatiques présentent un léger dicrotisme, tantôt sur la ligne d'ascension, tantôt sur la ligne de descente.

Un second tracé est obtenu en recueillant simultanément les battements de la radiale et les ondulations de la veine jugulaire (fig. 12).

Les courbes des pulsations veineuses sont beaucoup plus élevées que celles du pouls radial. Chacune des ondulations du tracé jugu-

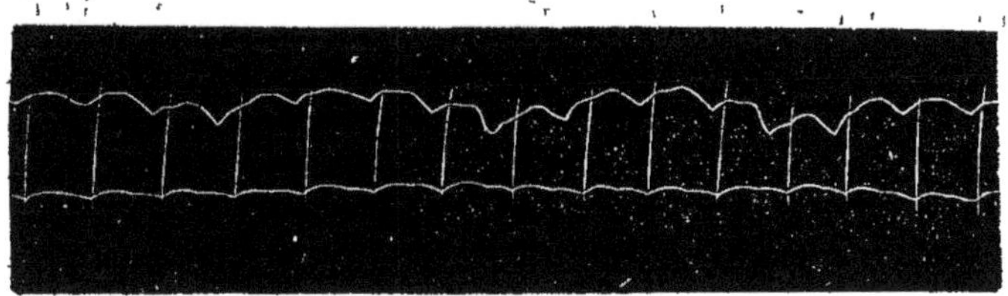

Fig. 12. — Pouls veineux jugulaire ; pouls radial.

laire précède notablement le soulèvement artériel correspondant, et présente un léger dicrotisme sur la ligne ascendante.

Monsieur Potain, tenant compte, dans ce cas, des renseignements donnés par la percussion, l'auscultation et le sphygmographe, s'arrête au diagnostic suivant :

Hypertrophie du cœur, ancienne endocardite qui a dû toucher presque tous les orifices.

Insuffisance tricuspide. C'est cette dernière lésion qui donne lieu au souffle de la pointe et aux battements jugulaires et hépatiques. — On prescrit deux pilules de digitale et une tisane diurétique.

16 septembre. Dans la région sus-claviculaire, on entend nettement la propagation du souffle que nous avons signalé à la pointe du cœur, comme suivant et accompagnant le premier bruit normal.

Pendant l'inspiration, on perçoit immédiatement avant ce bruit de souffle un claquement bien net, assez fort, qu'il est naturel de rapporter au redressement des valvules qui sont situées à la partie inférieure des veines jugulaires internes.

72 pulsations. Maintenant que les mouvements du cœur sont ralentis, on entend distinctement à la base du cœur, au niveau de l'orifice aortique, deux bruits de souffle, dont l'un, plus rude, répond au premier bruit normal ; l'autre, beaucoup plus doux, suit immédiatement le second bruit et se prolonge jusqu'au milieu de la région précordiale. A la crurale, on ne trouve pas le double souffle donné par M. Duroziez, comme signe d'insuffisance aortique.

Foie : 19 centimètres de matité sur la ligne du mamelon. Les battements hépatiques, qui étaient encore appréciables hier soir, ne se sentent plus du tout ce matin. Les mouvements des veines jugulaires, encore sensibles, sont moins étendus.

Le 17. Pouls à 76. La respiration est plus libre.

Le 20. Absence complète de battements veineux au cou ; pas d'impulsion dans l'hypochondre droit. Souffle râpeux occupant tout le petit silence et s'entendant au niveau de l'orifice aortique. Celui du second temps moins intense, est pourtant très-net à la base.

L'œdème des membres inférieurs a beaucoup diminué ; il est borné maintenant à la moitié inférieure des jambes seulement.

Matité du foie : 12 centimètres sur la ligne du mamelon, 10 sur la ligne médiane.

Le 21. 72 pulsations. Absence des battements hépatiques. M. Potain découvre un troisième souffle au cœur. Il a son maximum à la pointe et sur le bord gauche. On l'entend immédiatement après le premier bruit normal ; son timbre est différent de celui du bruit du cœur droit.

Le 28. Matité précordiale : 7 centimètres transversalement, 6 centimètres 1|2 verticalement.

Le foie dépasse le rebord costal.

La matité de cet organe donne les dimensions suivantes : 15 centimètres 1|2 sur la ligne du mamelon, 11 centimètres à l'épigastre. Les battements épigastriques sont très-peu marqués.

6 octobre. Sous l'influence de la digitale et des tisanes diurétiques, le malade, pris d'une diurèse abondante, voit disparaître complétement l'œdème des membres inférieurs et l'ascite.

Les battements du cœur se ralentissent de plus en plus et arrivent au chiffre de 44 pulsations par minute.

Le pouls conserve, jusqu'au moment de la sortie du malade, cette lenteur extrême. En même temps qu'il se ralentit, il devient plus fort, plus large ; chacune des pulsations a beaucoup d'ampleur.

Le malade demande à sortir, se trouvant assez bien rétabli pour reprendre ses occupations habituelles.

RÉFLEXIONS.

Dans les cas que nous venons de rapporter, il nous semble incontestable qu'il existait une insuffisance tricuspide.

Le souffle du premier temps, dont le maximum se percevait à la pointe du cœur, près du sommet du sternum, le pouls veineux du cou, les battements très-nets du foie, ne peuvent pas être attribués à autre chose qu'à une insuffisance de la valvule auriculo-ventriculaire droite.

Le reflux qui s'opérait à chaque systole dans les veines jugulaires ne fut observé que passagèrement.

On constata qu'il était beaucoup plus fort du côté droit que du côté gauche.

Cette plus grande intensité des pulsations à droite est toute naturelle, et s'explique par le peu de longueur du tronc brachio-céphalique droit, et par sa direction qui prolonge tout à fait celle de la veine cave supérieure.

Les battements du foie apparurent en même temps que le pouls veineux des jugulaires, et disparurent avec lui.

On remarqua pendant tout la durée des pulsations hépatiques, une ascite assez considérable, qui nous semble en rapport avec le trouble occasionné dans la circulation du foie par l'ondée rétrograde lancée dans les veines sus-hépatiques à chaque systole du ventricule.

La stase énorme du sang dans tous les vaisseaux du foie se révéla aussi par la matité très-augmentée de cet organe. Cette matité diminua rapidement dès que les battements hépatiques cessèrent d'être évidents. En quelques jours, sur la verticale du mamelon, on constata dans la matité une diminution de 7 centimètres.

Un point de cette observation très-intéressant à discuter, est celui de savoir comment tous les signes d'une insuffisance tricuspide ont pu exister aussi tranchés à un moment donné, et comment ils ont pu disparaître après une durée d'environ un mois. Voici la manière dont nous nous expliquons ce fait en apparence étrange.

Notre malade, peu de temps avant son entrée à l'hôpital, a eu un rhumatisme articulaire qui, très-probablement, s'est compliqué d'endocardite.

Sous l'influence du boursouflement des valvules du
cœur gauche, la circulation pulmonaire s'est ralentie.
Une stase considérable dans le parenchyme pulmonaire
a été le résultat de la difficulté du passage du sang à
travers le cœur gauche.

Le cœur droit, trouvant devant lui un obstacle inac-
coutumé, s'est peu à peu dilaté, et ainsi la valvule tricuspide, par suite de l'élargissement de l'anneau fibreux
qui la supporte, est devenue insuffisante.

Quand sous l'influence d'un traitement convenable,
on a vu se résoudre l'endocardite, la circulation pulmonaire est devenue facile.

Le cœur droit ne trouvant plus devant lui de résistance, a repris peu à peu sa tonicité et sa force contractile, et la valvule tricuspide est redevenue suffi-
sante.

On peut bien admettre aussi que le cœur droit et en
particulier la valvule tricuspide aient été touchés par
l'endocardite rhumatismale.

M. Duroziez dans un travail tout récent, insiste sur
l'inflammation, très-fréquente dans le rhumatisme, des
valvules du cœur droit. Il s'élève de tout son pouvoir
contre cette croyance très-accréditée, que l'influence
rhumatismale se fait sentir seulement sur l'endocarde
du cœur gauche.

Il prouve par un assez grand nombre d'autopsies que
lorsqu'un malade succombe à un rhumatisme articulaire compliqué d'endocardite, on trouve très-souvent

une rougeur et un boursouflement considérable des valves de la tricuspide.

On voit donc que les battements hépatiques n'an-
noncent pas seulement une lésion permanente de la
tricuspide, mais qu'ils peuvent se rencontrer toutes les
fois que se produit, pour une cause quelconque, une insuffisance même passagère de cette valvule.

Les battements du foie et le pouls veineux du cou
n'ont pas existé dans ce cas pendant plus de huit jours.
Le malade était, à sa sortie, dans un état de santé satisfaisant.

*Le ventricule droit est-il le seul agent des pulsations hépa-
tiques, et l'oreillette droite ne peut-elle pas contribuer dans
une certaine mesure à produire ces pulsations?*

Dans toutes les observations que nous avons citées
jusqu'ici, nous avons attribué les battements du foie à
une lésion unique du cœur, l'insuffisance de la valvule
tricuspide ; et les autopsies, toutes les fois qu'elles ont
pu être pratiquées, sont venues démontrer que cette lésion existait réellement. L'ondée rétrograde qui donnait
lieu à la pulsation du foie était produite par la contraction du ventricule droit, aussi la pulsation hépatique correspondait-elle à la systole des ventricules.

Il nous reste à rapporter une observation, qui semble
prouver que le ventricule n'est pas dans tous les cas
le seul agent des battements du foie, et que la contraction de l'oreillette droite peut, dans certaines circonstances, concourir à la production de ce battement.

OBSERVATION VI.

Hypertrophie du cœur. — Insuffisance et rétrécissement mitral. — Rétrécissement
aortique. — Insuffisance et rétrécissement de l'orifice tricuspide. — Battements
présystoliques des veines jugulaires et du foie.

Régnier (Elisabeth), 32 ans, lingère, entre, le 28 mars 1868, salle
Saint-Anne, n° 5 (service de M. le Dr Potain).

Depuis huit ans, cette malade a de l'oppression et tousse presque
continuellement. Jusque-là, sa santé avait été parfaite. Elle est venue
se fixer à Paris, il y a onze ans. Jusqu'à cette époque, menstruation
parfaitement régulière; à partir de ce moment, règles moins exactes
et moins abondantes. L'oppression est plus forte depuis huit jours.

État actuel. Pouls 112, très-faible, irrégulier. Cœur très-volumineux. La pointe bat dans le cinquième espace intercostal. Impulsion peu intense. Le choc est précédé d'un frémissement. Le premier bruit est dur et parcheminé; le second est constamment double. A la base, souffle qui accompagne et suit le premier bruit. Ce souffle se prolonge dans l'aorte.

A la pointe, double souffle; l'un précédant le premier bruit normal, et qui est sourd, ronflant; l'autre suivant le premier bruit, et qui est aigu et sibilant. On trouve un peu de frémissement dans les vaisseaux du cou, à droite.

En explorant la région du foie, on sent à la main, très-distinctement, des battements hépatiques.

Les veines du cou sont gorgées de sang. A chaque systole du cœur, un reflux de sang considérable a lieu du cœur dans les veines jugulaires.

Après avoir longuement examiné cette malade, M. Potain s'arrête au diagnostic suivant :

1° Rétrécissement et insuffisance mitrale.
2° Rétrécissement de l'orifice aortique.
3° Insuffisance de l'orifice tricuspide.

La malade est soumise à l'usage de la digitale.

5 avril. Le battement hépatique, moins prononcé que deux jours avant, existe encore. Il précède le battement de la pointe du cœur, de la radiale et de la carotide. Il correspond très-exactement au reflux veineux du cou, qui précède également le battement carotidien. Il semble que, dans ce cas, le pouls veineux du cou et du foie corresponde à la contraction de l'oreillette. Le battement du foie paraît suivi d'un double affaissement, semblable à celui qu'on observe à l'état normal dans la jugulaire, et qui correspond au double bruit de souffle qu'on y entend quelquefois.

La malade sort un peu améliorée dans le courant du mois d'avril.

Le 20 septembre, elle entre de nouveau dans le service de M. Potain.

L'oppression cette fois est extrême. Le pouls, toujours très-faible et irrégulier, bat 172 fois par minute.

Les battements hépatiques se sentent à l'épigastre et dans l'hypochondre droit. Le pouls veineux jugulaire se perçoit très-nettement sur les jugulaires externes.

M. Potain, avec le sphygmographe de Marey, et son annexe,

prend plusieurs tracés des battements du foie, du pouls et de la jugulaire.

Un premier tracé (fig. 13) représente les battements hépatiques. Ces battements sont pris à droite de l'épigastre dans un point qui corres-

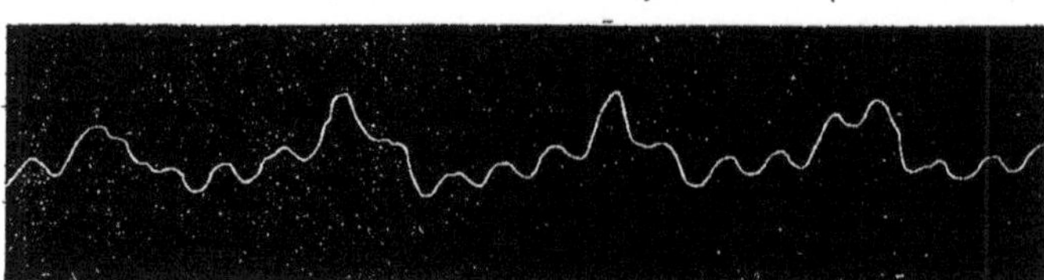

Fig. 13. — Battements hépatiques.

pond au bord tranchant et un peu à la face convexe du foie qui, chez cette malade, déborde les fausses côtes.

Comme on le voit par ce tracé, les battements du foie présentent une assez grande amplitude. Les grandes ondulations qui portent sur la ligne d'ensemble du [tracé sont produites par les mouvements respiratoires. On ne remarque sur les courbes des pulsations du foie de dicrotisme bien marqué, ni sur la ligne d'ascension, ni sur la ligne de descente.

Un deuxième tracé (fig. 14) donne les battements du foie et les battements de la radiale, pris simultanément. Il suffit de tirer, comme

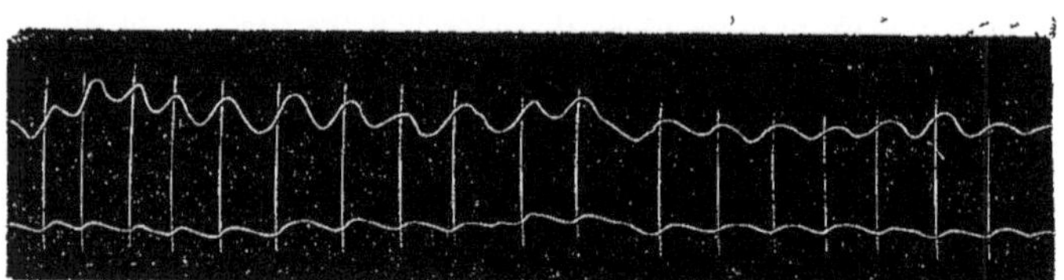

Fig. 14. — Battements du foie, de la radiale.

cela a été fait dans la figure 14, une série de lignes du commencement de la pulsation radiale au battement correspondant du foie, pour établir le rapport de ces deux battements.

On s'assure ainsi que le battement hépatique commence notablement avant la diastole artérielle; ceci vient confirmer ce que nous avions déjà noté dans l'observation, à savoir, que le battement du foie est perçu à la main avant le pouls radial et même avant le choc de la pointe du cœur.

Un troisième tracé (fig. 15) donne la reproduction graphique des battements de la jugulaire. Les pulsations de la radiale, prises en

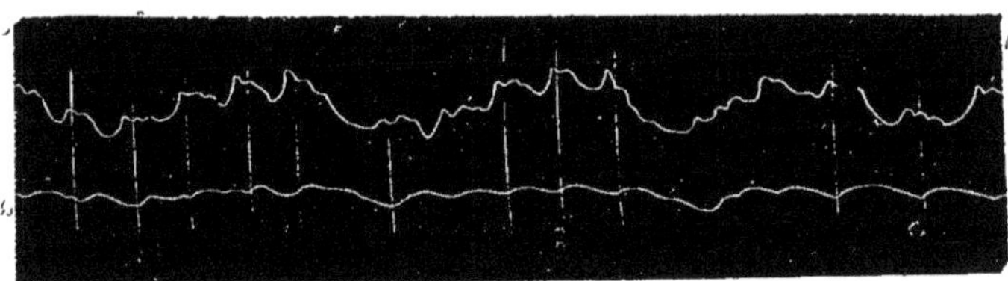

Fig. 15. — Battements de la veine jugulaire externe; pouls radial.

même temps, se trouvent en regard des ondulations du pouls veineux.

Les courbes de la veine jugulaire sont nettes, beaucoup plus accusées que celles de l'artère radiale. La pulsation veineuse précède notablement la pulsation artérielle.

Deux autres tracés, recueillis le même jour, montrent : le premier, que les battements hépatiques disparaissent complétement dans la région ombilicale. On n'obtient, en appliquant la coquille du cardiographe au voisinage de l'ombilic et en pressant modérément sur la paroi abdominale, que des ondulations respiratoires.

Le second, que les battements hépatiques se font sentir dans tout l'hypochondre droit. La coquille du cardiographe étant appliquée au-dessous du bord tranchant du foie, sur les limites de l'hypochondre et du flanc droit, nous recueillons un tracé où les battements hépatiques, plus faibles que dans la figure 13, sont encore distincts.

21 septembre. Pouls à 120, petit, inégal ; oppression toujours très-forte.

Les battements hépatiques continuent avec la même intensité.

13 octobre. Cyanose très-prononcée ; coloration jaunâtre de la face et des conjonctives; œdème des jambes. Quelques râles dans la poitrine; un peu de diarrhée ces jours derniers.

3 novembre. Même état. L'œdème des jambes a augmenté. Les urines sont peu abondantes. M. Potain prescrit à la malade 2 cuillelerées de vin diurétique de Trousseau, chaque jour.

Le 8. Oppression très-forte; œdème considérable; épanchement dans les plèvres; un peu d'ascite. Le pouls veineux jugulaire est moins distinct que le mois précédent.

Pouls radial très-faible, à peine sensible, irrégulier, toujours très-fréquent.

Teinte ictérique généralisée. La malade, à cause de l'oppression, est forcée de rester tout le jour assise sur son lit.

Le 10. Dyspnée toujours croissante. Les battements hépatiques sont beaucoup plus difficiles à percevoir dans ces derniers jours à cause de l'œdème des parois abdominales et de l'ascite.

La malade succombe le 11 novembre à quatre heures du matin.

Autopsie pratiquée en présence de M. Potain, trente heures après la mort :

Pleurésie considérable à gauche. La plèvre gauche contient environ 2 litres d'un liquide séreux, légèrement lactescent; fausses membranes rugueuses revêtant tout le poumon gauche, la plèvre pariétale et la plèvre médiastine. Ces fausses membranes, de formation évidemment récente, sont faciles à déchirer et peu adhérentes. Le poumon gauche, comprimé par l'épanchement, est fortement revenu sur lui-même.

Il ne présente pas de traces d'anciennes adhérences avec la plèvre pariétale.

Son lobe inférieur renferme trois noyaux indurés d'un certain volume. Ces noyaux sont très-probablement des infarctus, qui ont succédé, suivant toute vraisemblance, à l'oblitération de petits rameaux de l'artère pulmonaire. Ils sont tout trois voisins de la surface du poumon.

L'un de ces noyaux, de la grosseur d'une noisette, présente une coloration rouge noir, son tissu est très friable.

Un autre d'une couleur brun-foncé, est entouré à son pourtour d'un liseré jaunâtre froncé, formant une membrane enveloppante très-analogue à celle qui entoure le corps jaune de la grossesse.

Un troisième noyau, plus petit que les autres, semble s'être terminé par gangrène; à son niveau on voit sur la plèvre, une ulcération ovalaire de 15 millimètres de long sur 12 millimètres de large. Cette ulcération laisse à découvert la substance pulmonaire ramollie, et transformée en un détritus à peu près semblable à la boue splénique. L'ulcération dont nous venons de parler est recouverte du côté de la cavité pleurale par une fausse membrane fibrineuse peu adhérente.

Cet infarctus, ouvert après ramollissement et gangrène dans la cavité de la plèvre, nous semble avoir été l'origine de la pleurésie si considérable trouvée à gauche.

Le poumon droit est sain, et présente seulement un peu d'engouement à la base.

Cœur. Le cœur est assez fortement refoulé à droite par l'épanchement de la plèvre gauche.

Dans le péricarde on trouve une très-petite quantité de liquide séreux.

Pas de traces d'anciennes péricardites.

La hauteur du cœur mesurée du sommet à la base, est de 11 centimètres.

La largeur au niveau du sillon auriculo-ventriculaire, est de 7 centimètres.

L'oreillette gauche est volumineuse. La cavité est très-spacieuse et pourrait contenir une grosse orange. Elle renferme un caillot ancien, fibrineux, lisse à sa surface, et creusé à son centre d'une sorte de cavité contenant de la fibrine ramollie. L'orifice *auriculo-ventriculaire* gauche est rétréci et transformé, par suite de l'adhérence de ses deux valves, en un infundibulum dont le sommet laisse à peine passer l'extrémité du petit doigt.

La cavité du ventricule gauche est peu spacieuse. Ses parois, très-épaissies, ont 12 à 13 millimètres.

Les deux valves de la mitrale, soudées par leurs bords, forment comme nous l'avons vu, un entonnoir. Ces valves sont épaissies mais non incrustées de sels calcaires. Elles laissent entre elles, à leur sommet, un orifice en forme de fente de 1 centimètre et demi d'étendue.

Elles ont assez d'élasticité pour se rapprocher l'une de l'autre, et fermer l'orifice auriculo-ventriculaire au moment de la systole. Leur surface interne est inégale.

Le périmètre de l'orifice mitral, au niveau de l'anneau fibreux qui sert de base à l'infundibulum, est de 10 centimètres.

L'orifice aortique très-épaissi, est insuffisant et laisse couler dans le ventricule gauche l'eau que l'on verse dans l'aorte. Les trois valvules sigmoïdes boursouflées, adhérentes entre elles, incrustées de sels calcaires, présentent des végétations sur leur bord libre. Au niveau du bord adhérent des valvules, le périmètre de l'aorte est de 5 centimètres et demi. Au niveau de leur bord libre, il est de 3 centimètres.

L'oreillette droite est très-dilatée; sur l'auricule on voit de petites taches hémorrhagiques. La cavité de l'oreillette renferme un caillot fibrineux d'un assez grand volume; ce caillot probablement de formation ancienne, se prolonge dans l'auricule droite. La capacité de l'oreillette droite, évaluée en mesurant la quantité de liquide qu'on y peut introduire, est de 235 grammes d'eau.

Les parois des deux oreillettes sont très-épaissies.

L'orifice de l'artère pulmonaire est normal. Sa circonférence au niveau des valvules est de 7 centimètres et demi. Les valvules sigmoïdes sont saines.

Le pourtour de l'orifice auriculo-ventriculaire droit est de 13 centimètres et demi. Les valves de la tricuspide sont très-épaissies. Elles présentent une coloration jaunâtre qui ne leur est pas habituelle. Elles sont adhérentes les unes aux autres par leur bords, et transforment l'orifice auriculo-ventriculaire droit en une sorte d'entonnoir, beaucoup plus large à son sommet que celui décrit du côté gauche. De très-nombreux cordages tendineux, se détachent du bord libre des valvules et de leur face externe et maintiennent l'orifice tricuspide dans un état de tension permanente.

L'orifice tricuspide mesure, au niveau du bord libre des valvules, 6 cent. 30.

Une des valves de la tricuspide a une hauteur de 23 millimètres, l'autre de 17 millimètres.

Les deux veines caves, gorgées de sang, s'ouvrent dans l'oreillette droite par des orifices très-dilatés.

La valvule d'Eustachi, amincie, ne recouvre qu'une petite portion de l'orifice de la veine cave inférieure.

La circonférence de la veine cave inférieure, mesurée entre le cœur et l'embouchure des veines sus-hépatiques, est de 9 centimètres 1ꞁ2; au-dessous des veines sus-hépatiques, elle est de 7 centimètres 1ꞁ2.

Le calibre de cette dernière veine, depuis le cœur jusqu'à la partie inférieure de la cavité abdominale paraît très-agrandi.

Les veines sus-hépatiques sont très-dilatées. Leurs deux troncs principaux admettent aisément l'index qui y pénètre profondément. Les parois de ces veines sont blanchâtres et présentent un épaississement considérable de la tunique musculaire. La dilatation des veines sus-hépatiques semble se prolonger jusque dans les fines ramifications qui atteignent la surface du foie. Les veines rénales sont gorgées de sang. Les reins congestionnés, fermes, semblent un peu augmentés de volume. Le rein droit présente deux infarctus d'une coloration jaune qui tranche nettement avec la substance violacée du rein. L'un de ces infarctus occupe le bord supérieur de l'organe. Il semble borné à la substance corticale. L'autre est beaucoup plus profond; il avoisine le bassinet. La substance du rein ne paraît pas ramollie au niveau de ces infarctus.

La rate ne présente rien de particulier.

La veine cave supérieure et toutes les veines jugulaires sont très-dilatées.

Les jugulaires externes et antérieures sont d'un calibre énorme.

La glande thyroïde est gorgée de sang et hypertrophiée.

Les ganglions du cou, du médiastin et ceux qui entourent les premières ramifications bronchiques sont tuméfiés, rouges et ramollis.

Les veines jugulaires internes sont énormément dilatées.

La droite laisse pénétrer aisément le doigt. Au point où elle se réunit à la sous-clavière, elle présente une seule valvule très-évidemment insuffisante.

La jugulaire interne, un peu au-dessus de cette valvule offre une circonférence de 5 centimètres 1[2. La dilatation se prolonge jusque dans les branches faciales de la jugulaire.

Les valvules des sous-clavières sont nombreuses et ne permettent pas le reflux du sang du cœur vers l'axillaire ; aussi le calibre des veines sous-clavières est-il normal, et au moins trois ou quatre fois moins considérable que celui des veines jugulaires.

RÉFLEXIONS.

Comme on le voit, l'autopsie est venue démontrer qu'une double lésion existait dans ce cas à l'orifice tricuspide : un rétrécissement très-considérable, et une insuffisance. La valvule tricuspide était transformée, par l'adhérence de ses festons accolés les uns aux autres par leurs bords, en une sorte d'infundibulum dont l'orifice supérieur avait 13 centimètres de pourtour, et l'orifice inférieur ou le sommet 6 centimètres seulement.

Les cordages tendineux, très-épaissis et rétractés, maintenaient cet entonnoir dans un état de tension permanente ; aussi n'est-il pas douteux que la valvule fût insuffisante.

Pendant la vie, on avait observé des pulsations du foie très-violentes, accompagnées de pouls veineux des jugulaires. Il avait été noté que la pulsation du foie et le battement de la jugulaire précédaient le choc de la pointe du cœur. Cette ondée *présystolique* devait nécessairement être rapportée à la contraction de l'oreillette droite.

Aussi c'est à cette dernière supposition que s'était arrêté M. Potain. L'autopsie, en nous montrant qu'il existait à la fois, dans ce cas, un rétrécissement de l'orifice tricuspide et une dilatation de l'oreillette droite, avec hypertrophie considérable des parois, nous a permis de nous expliquer admirablement le fait observé pendant la vie chez cette malade. Il est très-naturel de supposer que l'oreillette, considérablement hypertrophiée, se contractait avec une grande énergie. Au moment de sa systole, trouvant devant elle un obstacle qui retardait le passage du sang dans le ventricule, elle se dégorgeait dans les grosses veines, et en particulier dans tout l'arbre sus-hépatique, d'une grande partie du sang que renfermait sa cavité. Ainsi devait se produire le reflux qui se traduisait par un battement *présystolique* du foie et des veines jugulaires.

Le ventricule droit, en raison de l'insuffisance de la valvule tricuspide, devait aussi lancer, à chaque systole, une ondée rétrograde dans les veines caves, ondée qui venait continuer et achever la pulsation commencée par la contraction de l'oreillette. Mais, si l'on tient compte de la petite quantité de sang qu'il recevait à cause du rétrécissement de l'orifice auriculo-ventriculaire droit, on comprend aisément qu'il ne pouvait produire dans l'oreillette et les gros troncs veineux un reflux considérable.

Il nous paraît donc probable que, dans ce cas, l'ondée

qui donnait lieu à la pulsation hépatique était chassée
du cœur vers le foie, surtout par la contraction de l'o-
reillette droite.

Il était d'une grande importance pour juger le moment exact du battement du foie de consulter les tracés
fournis par ces pulsations. Ces tracés, intercalés dans
l'observation, sont reproduits fig. 13, 14 et 15.

Le premier (fig. 13) n'est pas d'un très-grand intérêt.
Il donne les pulsations du foie seulement. On ne voit
pas sur les courbes de ces pulsations de dicrotisme ascendant.

La fig. 14 est pour nous beaucoup plus importante.
Elle représente, en effet, le pouls radial mis en regard
des battements du foie.

Nous avons mené une série de lignes du commencement de l'ondée radiale à la courbe de la pulsation hépatique correspondante.

Ces lignes viennent presque toutes tomber sur le milieu de la courbe hépatique. Il y a donc, dans ce cas,
un très-grand retard du pouls sur le battement du foie.

Dans les cas d'insuffisance tricuspide pure, comme
on peut s'en assurer en consultant nos autres tracés, la pulsation du foie précède d'un intervalle très-
court la pulsation radiale correspondante. Le tracé est
donc parfaitement d'accord avec l'observation, et, en
nous montrant que la pulsation hépatique est ici présystolique, il nous force à attribuer une grande partie
du battement hépatique à la contraction de l'oreillette
droite.

La fig. 15 donne la reproduction graphique des pulsations de la veine jugulaire externe, mises en regard
des battements de l'artère radiale. On voit que le pouls

veineux du cou précède là 'encore, assez notablement, le pouls artériel. Nous nous croyons donc en droit d'admettre, en nous basant sur cette dernière observation, et celles rapportées précédemment, deux variétés de battements du foie :

1° Un battement hépatique systolique, produit par la contraction du ventricule droit dans l'insuffisance tricuspide pure. C'est celui qui a été observé dans presque tous les cas.

2° Une pulsation du foie présystolique, que l'on doit attribuer, en partie du moins, à la contraction de l'oreillette. L'oreillette, hypertrophiée, et trouvant devant elle un obstacle, se dégorge dans les veines sus-hépatiques, et commence une pulsation qu'achève la contraction du ventricule droit, si la valvule tricuspide est insuffisante.

*Lésions et complications qu'entraînent le plus habituellement
les battements hépatiques.*

Une dernière question nous reste à élucider. Quelles
sont les lésions qui le plus habituellement se rattachent
aux battements du foie? Nous ne voulons pas parler
ici, bien entendu, des lésions du cœur qui sont la cause
première des pulsations du foie, notre intention est
d'indiquer seulement les altérations organiques que
peuvent produire à la longue les battements du foie.

En lisant les autopsies rapportées à la suite des observations précédentes, on a pu remarquer qu'une lésion
constamment rencontrée après l'existence un peu prolongée des pulsations du foie, c'est une énorme dilatation des veines sus-hépatiques jusque dans leurs plus
fines ramifications. Dans les deux autopsies que nous
avons pratiquées, les troncs principaux des veines sus-
hépatiques avaient un calibre double au moins du
calibre normal. Les deux grosses branches, droite et
gauche, qui ramènent à la veine cave inférieure le sang
des deux lobes du foie, laissaient pénétrer l'indicateur,
qui s'y enfonçait tout entier sans rencontrer la moindre
résistance.

Les plus fines ramifications, celles qui avoisinaient la
surface du foie, nous ont paru présenter, par rapport à
leurs dimensions normales, une dilatation plus grande
encore. Aussi croyons-nous que le phénomène de la
pulsation du foie doit être attribué plus encore à l'am-
pliation que subissent les petits rameaux des veines

sus-hépatiques, sous la pression de chacune des ondées rétrogrades lancées par le ventricule droit, qu'au reflux qui se produit dans les gros troncs de ces mêmes veines.

Rien de plus naturel du reste que de voir à la longue la compression exercée sur les parois des veines sus-hépatiques, par le flot que rejette à chaque systole le ventricule droit, amener l'atrophie de la glande et une distension énorme de tout le système vasculaire veineux qui s'y ramifie.

En pratiquant sur le foie une série de coupes, on peut se rendre assez exactement compte de la place qu'occupe dans l'organe l'élément vasculaire.

Si l'on regarde la surface de section du foie, le tissu paraît percé à jour d'une foule de conduits, et les calibres additionnés de tous ces conduits représentent plus de la moitié de la surface de la coupe. Le tissu de la glande elle-même présente constamment l'aspect désigné sous le nom de *foie muscade*. Ce tissu nous a paru très-atrophié. Beaucoup de cellules hépatiques ont disparu étouffées par la compression du réseau vasculaire, un grand nombre d'autres ont subi un commencement de régression graisseuse, et sont en voie de disparition.

Le tissu fibreux interstitiel est au contraire énormément développé; et l'hyperplasie de ce tissu donne à l'organe une résistance qu'il est loin de posséder à l'état normal.

Les lésions du foie qui sont la suite des battements hépatiques se rapprochent donc un peu des lésions propres à la cirrhose, avec cette différence toutefois, que dans la cirrhose les vaisseaux sont comprimés, souvent oblitérés, qu'ici ils sont énormément dilatés;

que dans la cirrhose (à la dernière période du moins)
le foie est très-atrophié, tandis que à la suite des battements hépatiques, l'organe est à peu près constamment
augmenté de volume.

Assurément, on peut après avoir constaté pendant la
vie des pulsations du foie, trouver à l'autopsie la glande
hépatique affaissée, flétrie, moins volumineuse qu'à
l'état normal; mais qu'on ne se laisse pas prendre à ces
apparences : il suffit en effet de pousser par les veines
sus-hépatiques une injection, pour donner au foie un
volume très-exagéré.

Friedreich fait précisément, dans une de ses observations (obs. 4 de notre travail), une remarque qui con-
firme ce que nous venons d'avancer : il fut tout surpris,
après avoir constaté quelques jours avant la mort de
son malade, par la percussion et la palpation, une
augmentation très-grande du volume du foie, de rencontrer à l'autopsie l'organe revenu sur lui-même, et
ayant des dimensions au-dessous de la normale ; il n'hésita pas à attribuer ce retrait à une déplétion des veines
sus-hépatiques qui très-probablement avait dû s'opérer
après la mort.

Nous avons signalé, dans presque toutes nos observations, l'existence d'une ascite plus ou moins considérable.

Pour notre part, nous n'avons pas vu de battements
hépatiques, un peu persistants, sans ascite. Tantôt cette
ascite existait sans œdème, tantôt elle s'accompagnait
d'anasarque généralisée, mais dans tous les cas nous
l'avons rencontrée. Deux fois dans les observations que
nous rapportons (obs. 1 et 8), cette ascite a nécessité
une série de ponctions abdominales. L'ascite que nous

indiquons est évidemment liée à l'arrêt de la circulation de la veine porte qu'entraîne de toute nécessité le reflux qui s'opère dans les veines sus-hépatiques. Nous nous expliquons par le même mécanisme (arrêt de la circulation de la veine porte) la diarrhée séreuse qui a été signalée si fréquemment en même temps que les battements hépatiques. Toutes les autopsies sont du reste venues montrer l'existence d'une hyperémie veineuse très-prononcée de la muqueuse intestinale, et souvent même on a rencontré, sur cette muqueuse, des extravasations sanguines.

Une albuminurie légère a presque toujours été indiquée dans les observations de Friedreich; nous ne l'avons pas observée, pour notre part, bien que nous ayons examiné plusieurs fois les urines de nos malades.

OBSERVATION VII.

Rétrécissement et insuffisance de la valvule mitrale. — Rétrécissement et insuffisance de la valvule tricuspide. — Insuffisance aortique. — Battements du foie. — Pulsation tout à fait passagère du bulbe de la jugulaire interne droite. (Empruntée à Friedreich.)

Catherine Minkler, 44 ans; réglée à 16 ans.

Cette femme a eu, il y a huit ans, un rhumatisme articulaire aigu, qui a duré sept mois, et qui a laissé à sa suite des nodosités et du gonflement, au niveau des petites articulations de la main et du pied. Depuis cette époque, elle éprouva de la dyspnée et des palpitations fréquentes. Elle fut déjà soignée pour ces accidents à la Clinique en 1862. Le diagnostic posé à cette époque était : insuffisance et rétrécissement mitral, avec insuffisance aortique.

Dans le courant de l'été 1863 la respiration devint plus gênée, de l'œdème se déclara aux membres inférieurs, et le ventre prit du développement.

La malade fut admise à la Clinique le 21 novembre 1864 : elle était anémiée, fort amaigrie ; les joues et les lèvres présentaient une teinte cyanotique légère, les extrémités étaient froides. La région précordiale est proéminente. L'impulsion du cœur est faible, mais dépasse la limite normale à gauche, et peut être suivie supérieurement jusqu'au niveau du troisième espace intercostal. Au niveau du ventricule gauche, on perçoit un frémissement cataire systolique et diastolique. Rien d'anormal dans les autres points. Le cœur est très-volumineux : sa matité s'étend verticalement, depuis le bord inférieur de la deuxième côte jusqu'à la sixième, et en largeur, de la ligne parasternale droite, à 2 pouces en dehors de la ligne mamillaire gauche. Au niveau de la valvule mitrale, on entend un souffle systolique et diastolique très-intense qui couvre complétement le premier bruit normal. Au niveau de l'orifice tricuspide, on perçoit un souffle systolique plus profond, qui masque aussi le claquement valvulaire normal, puis un murmure diastolique faible dont les caractères ne ressemblent point au bruit diastolique correspondant de la valvule mitrale. Le premier de ces bruits se rapproche, par son timbre, du souffle de l'insuffisance aortique, et peut être poursuivi supérieurement jusqu'au niveau des orifices artériels, bien qu'il soit à la vérité très-faible dans ce point.

Au niveau de l'aorte et de l'artère pulmonaire on entend le retentissement du deuxième bruit normal, plus fort toutefois à l'orifice de l'artère pulmonaire. Dans la moité droite du thorax, on observe tous les signes d'un épanchement.

Quand les mouvements du cœur s'accélèrent, on voit apparaître au-dessus de l'extrémité sternale de la clavicule droite, une petite tumeur pulsatile, arrondie, qui correspond au bulbe dilaté de la veine jugulaire interne.

Cette tumeur disparut quelque temps après l'entrée de la malade, et ne reparut plus depuis. A gauche, on n'observa à aucun moment semblable phénomène.

Le foie, considérablement développé, descend presque jusqu'au niveau de l'épine iliaque antéro-supérieure ; sa surface est lisse ; il est facile de suivre tout son bord inférieur par la palpation. Cet organe, légèrement sensible à la pression, offre des pulsations très-marquées dans toute son étendue.

La vésicule biliaire se présente sous l'apparence d'une tumeur résistante. La rate est volumineuse. Les urines contiennent un peu d'albumine. Léger épanchement ascitique. L'emploi des diurétiques (digitale, scille) augmenta beaucoup la quantité des urines. Les progrès de l'hydropisie s'arrêtèrent, les mouvements du cœur devinrent plus réguliers ; en un mot, la malade se trouva notablement soulagée.

Les battements du foie, pris à l'aide du sphygmographe, donnent des courbes dont les lignes ascendantes sont droites et régulières, tandis que les lignes descendantes présentent un dicrotisme très-marqué, qui est, du reste, sensible même à la palpation.

Malgré l'existence de l'insuffisance aortique, les pulsations des carotides et des radiales sont très-faibles.

Le 12 avril 1865, la malade quitta l'hôpital dans un état assez satisfaisant, les symptômes observés du côté du foie et du cœur persistant toujours. Peu de temps après sa sortie, elle fut prise de dyspnée intense ; les jambes s'œdématièrent, le ventre se ballonna. Voyant qu'elle s'affaiblissait de jour en jour, elle se décida à entrer à la Clinique le 5 juin.

Les signes physiques offerts par l'examen du cœur et du foie sont les mêmes que précédemment. Les veines du cou, très-développées, ne présentent pas de pulsations. Par contre, en appliquant le stéthoscope dans la région sus-claviculaire, au-dessus de l'extrémité sternale de la clavicule, on perçoit un claquement valvulaire systolique très-intense, que l'on ne peut attribuer, malgré l'absence des pulsations du bulbe, qu'au redressement des valvules de la veine jugulaire interne. Cyanose intense, refroidissement, pouls filiforme. En vain on essaya de réchauffer la malade et de la remonter par l'emploi des toniques et des stimulants ; elle tomba dans le coma et succomba le lendemain.

Autopsie. Suffusions sanguines nombreuses des cuisses et du tronc ; œdème des jambes. Le péritoine contient 3 litres de sérosité. Le péricarde incisé, laisse écouler environ 100 grammes d'un liquide transparent.

Le cœur est très-hypertrophié. Les cavités droites très-dilatées, sont gorgées de sang liquide et de caillots mous. Les valvules semilunaires de l'aorte sont épaissies, froncées, soudées par leurs bords ; il existe donc une insuffisance aortique évidente qui explique l'hypertrophie excentrique du ventricule gauche.

La valvule mitrale est surtout altérée ; ses festons sont froncés, épaissis, inégaux ; ils ont subi la dégénérescence calcaire, et ne laissent plus entre eux qu'une fente étroite, qui permet tout juste le passage de l'extrémité du petit doigt. Les petits cordages tendineux sont soudés entre eux et forment d'épaisses colonnes. Ils sont en outre raccourcis, de sorte que le sommet des muscles papillaires touche prèsque le bord de l'orifice rétréci. Les festons de la valvule tricuspide présentent aussi des altérations remarquables. Ils sont épaissis, froncés, soudés par leurs bords ; aussi existe-t-il un rétrécissement tricuspide qui permet à peine le passage de deux doigts, et en outre, une insuffisance tricuspide. Les valvules de l'artère pulmonaire seules sont normales.

Les veines jugulaires externes, et surtout les jugulaires internes sont fortement dilatées. Les points d'insertion des valvules de ces vaisseaux, ainsi que leurs sinus, sont reconnaissables même à l'extérieur. Toutes les valvules des veines du cou semblent normales et suffisantes, car en les mettant à nu et en exerçant une pression sur le cœur, on ne peut pas faire passer de sang dans la partie supérieure du vaisseau. Les valvules des veines jugulaires internes, sont situées un peu au-dessus du bord supérieur de la clavicule.

Hydrothorax double ; œdème des poumons. Le foie, de volume moyen, présente une surface granuleuse. Le parenchyme de cet organe, très résistant, offre à la coupe l'aspect noix de muscade. Il renferme une grande quantité de tissu conjonctif. Les veines sus-hépatiques, notamment celles du lobe gauche, sont considérablement dilatées. La veine cave inférieure présente, à partir de l'embouchure des veines sus-hépatiques jusqu'au cœur, une dilatation tellement considérable qu'il est facile d'y introduire trois doigts ; au-dessous du foie, au contraire, cette veine semble d'un calibre normal et donne à peine passage au pouce. La vésicule biliaire contient 50 grammes environ d'un liquide transparent un peu filant. Ses parois sont indurées et épaissies ; au niveau de l'origine du canal cystique, on trouve un calcul du volume d'une noisette qui obture d'une manière complète la lumière du conduit.

La rate est hypertrophiée, son tissu est résistant. Les reins, un peu indurés, renferment quelques kystes. A leur surface on voit plusieurs dépressions cicatricielles.

La muqueuse vésicale et utérine présente quelques infiltrations hémorrhagiques.

La muqueuse intestinale offre une hypérémie veineuse. On observe des ecchymoses nombreuses dans le tissu cellulaire qui enveloppe le pharynx et l'œsophage.

OBSERVATION VIII.

Rétrécissement énorme de la valvule mitrale. — Insuffisance relative de la tricuspide. — Pulsations très-intenses du foie. — Pouls veineux des jugulaires. (Empruntée à Friedreich.)

Sébastien Bakle, âgé de 44 ans, chaudronnier, souffre depuis quatre ans de palpitations, de toux, et de manifestations hydropiques. Ces accidents semblent s'être montrés à la suite d'un refroidissement, et se sont amendés fréquemment depuis leur début. Six semaines avant son entrée à la Clinique, le malade fut pris de dyspnée. L'oppression s'accompagna de toux sèche, de diarrhée et d'œdème des membres inférieurs.

Le malade entra à la Clinique le 9 novembre 1864. Il existait, à ce moment, un épanchement liquide très-considérable dans le péricarde, à tel point qu'il était impossible de percevoir le choc et d'entendre les bruits du cœur. On n'entendait, à l'auscultation du cœur, qu'un souffle systolique faible et très-profond.

Voussure très-marquée de la région cardiaque; coloration livide de la face; ascite, hydrothorax droit, anasarque. Rate considérablement augmentée de volume; respiration vésiculaire rude, sans râles; pouls radial petit et faible, urines peu abondantes, un peu albumineuses. Pulsations très-intenses du foie qui dépassait le rebord des fausses côtes. Le tracé sphygmographique pris le 20 novembre, présente un dicrotisme systolique et diastolique très-marqué. Les veines du cou sont gonflées. Dans la portion inférieure de la veine jugulaire externe gauche, on observe une proéminence sacciforme, située sous la peau et du volume d'une noisette. Cette petite tumeur présente des pulsations doubles, perceptibles non-seulement à la vue, mais encore au toucher.

Ce sac est nettement séparé de la portion de la veine située au-dessus de lui. En effet, dans ce point, on ne perçoit plus de pulsations. Pendant la toux, le sac, évidemment formé par l'extrémité inférieure de la veine jugulaire externe dilatée sous forme de bulbe, se tend, et l'on voit cesser les pulsations. Les autres veines du cou n'offrent pas de pulsations. Le tracé sphygmographique obtenu au niveau du bulbe de cette veine présente un dicrotisme ascendant et descendant très-marqué.

Vers le 20 décembre, de nouveaux phénomènes se sont produits du côté des veines du cou. En effet, à ce moment, la veine jugulaire interne droite présente, dans toute sa longueur, mais surtout dans sa portion bulbeuse dilatée, une pulsation double, dont le tracé sphygmographique offre également un dicrotisme descendant marqué. Le doigt, appliqué au niveau de la portion bulbeuse de cette veine, perçoit un frémissement dicrote. A l'aide du stéthoscope, on entend, dans ce point, un souffle profond, sourd, également double. Lorsqu'on fait tousser le malade, on sent un frémissement prolongé. Les pulsations du foie se sont aussi notablement modifiées. Sur le nouveau tracé de ces pulsations, on ne voit plus ni dicrotisme systolique ni diastolique. Les deux lignes de la courbe ne sont nullement interrompues et ne présentent qu'en certains points, au niveau de leur sommet, des enfoncements en forme de selle.

L'emploi des diurétiques fit disparaître en partie l'hydrothorax et l'hydropéricarde. Il était facile, à ce moment, de percevoir le choc du cœur et d'entendre un souffle systolique intense, et diastolique plus faible du côté gauche. Au niveau de la portion inférieure du sternum, on entendait aussi un souffle systolique intense et profond, permettant de diagnostiquer une insuffisance tricuspide.

Commencement de février. Les phénomènes observés du côté du foie et des veines du cou ont continué leur marche. A l'aide du sphygmographe, on observe, au niveau des veines du cou, que le dicrotisme diastolique a presque complétement disparu, tandis que le dicrotisme systolique a persisté avec la même intensité. Quant aux courbes du foie, elles sont restées les mêmes.

Fin de février. Affaiblissement considérable, dyspnée intense, ascite croissante, diarrhée, insomnie. Les veines dilatées de la moitié droite de la face, veines frontales et temporales, présentent des pulsations très-nettes, perceptibles même à la palpation.

Les pulsations des veines du cou ont changé de caractère. Il n'existe plus ni dicrotisme systolique ni dicrotisme diastolique. En quelques points seulement on observe un dicrotisme systolique, expression d'une contraction plus intense de l'oreillette. Les veines du cou ne présentent de pulsations doubles que pendant l'accélération passagère des mouvements du cœur, produite par un exercice violent.

Fin de mars. A la suite d'une diminution considérable de l'appétit, de nausées et de vomissements, de diarrhée et d'entéralgies fréquentes, le malade s'est considérablement affaibli. Toux répétée ; de temps en temps des hémoptysies, dyspnée intense, refroidissement des extrémités; somnolence, accidents hydropiques croissants. L'abondance de l'épanchement ascitique et la tension des parois abdominales empêchent de percevoir nettement les pulsations hépatiques.

Les pulsations des veines du cou sont toujours simples; cependant, ces vaisseaux présentent quelquefois de légers mouvements systolico-dicrotes, qui semblent être le résultat d'une contraction alternativement faible et intense du cœur.

Dans le courant du mois d'avril, on voit apparaître des pulsations au niveau de la veine jugulaire interne gauche et des principaux troncs veineux du front et de la tempe du même côté. En même temps, les mouvements respiratoires sont transmis aux veines, sous forme de soulèvements et d'affaissements alternatifs. Quelques veines cutanées, situées à la partie antérieure et supérieure du thorax, présentent aussi des pulsations très-nettes; mais toutes ces pulsations sont simples.

Vomissements fréquents, inappétence, dyspnée, toux, râles muqueux abondants dans les deux poumons; urines rares; petites ecchymoses au niveau des deux membres inférieurs. L'examen du cœur fournit les signes déjà indiqués. L'ascite allant en augmentant, on pratique la paracentèse le 2 mai. Cette ponction, qui donne écoulement à 3 kilog. 500 grammes de liquide, soulage considérablement le malade.

Commencement de juin. Le malade reprit des forces après l'opération. L'appétit se rétablit, la dyspnée diminua, et l'hydropisie disparut presque complétement sous l'influence d'une diurèse abondante. Mais les pulsations des veines du cou redevinrent dicrotes. Ce dicrotisme était marqué, le plus fort sur la ligne ascendante, le plus faible sur la ligne descendante. Les battements des veines de la face et les pulsations du foie, devenues très-nettes, restent cependant simples. Mais, vers le milieu de juin, l'hydropisie augmente de nouveau, l'appétit diminue, la dyspnée devient plus forte, et la face se cyanose. Les membres inférieurs présentent des suffusions sanguines nombreuses. Les pulsations du foie et des veines du cou perdent leur netteté; les pulsations des veines du cou sont simples et n'offrent plus de dicrotisme. Le 29 juin, on pratique une nouvelle ponction de l'abdomen (5,100 gr.), et l'on injecte ensuite dans la cavité abdominale une solution de nitrate de potasse à 1 p. 100. Après l'opération, les pulsations hépatiques deviennent très-nettes, mais les pulsations des veines du cou restent simples. Le malade semble reprendre des forces pendant quelques jours, mais bientôt les symptômes s'aggravent.

Point de côté à gauche avec frottement pleurétique. Les pulsations des veines du cou disparaissent; urines très-rares, pouls petit, filiforme, irrégulier. Le 2 août, troisième paracentèse (4,500 gr. de liquide). Les courbes obtenues à l'aide du sphygmographe, dans les premiers jours du mois d'août, manquent presque toutes de dicrotisme systolique; mais leur sommet présente deux et même quelquefois trois pointes aiguës. Dans quelques points seulement, on observe au niveau de la ligne ascendante les signes d'une contraction auriculaire plus ou moins marquée. Par contre, le dicrotisme diastolique reparaît dans presque toutes les courbes. Irrégularité considérable des pulsations veineuses. La faiblesse ne fit qu'augmenter de jour en jour à la suite de la dernière ponction.

Diminution croissante de la température. Le malade se plaint de palpitations fort pénibles, bien que le pouls soit à peine perceptible. Les pulsations des veines de la face ont disparu; celles des veines du cou sont simples. L'ascite se reproduit, et les pulsations hépatiques disparaissent.

L'anasarque augmente de jour en jour, tandis que la quantité des urines diminue. Douleurs contusives dans l'abdomen ; nausées, éructation, hoquet, jactitation, insomnie ; mort le 9 août.

Autopsie. Ictère peu marqué de la peau et des conjonctives. Œdème considérable des membres inférieurs et du scrotum. L'abomen contient 8 litres environ de sérosité. Le péricarde contient 500 gr. d'un liquide jaunâtre, transparent. Toutes les cavités du cœur sont considérablement dilatées et hypertrophiées. Le ventricule gauche seul semble normal, tant au point de vue de sa cavité que de ses parois. L'orifice mitral présente un rétrécissement considérable, dû à l'épaississement, à la transformation calcaire, et à la soudure de ses valvules. On voit, en quelques points, des ulcérations et une dégénérescence granulo-graisseuse de la masse.

La valvule tricuspide est également très-altérée. Un seul des festons de cette valvule se trouve dans un état relativement normal, attendu qu'il est seulement épaissi au niveau de son bord libre, où il est recouvert d'inégalités d'aspect cartilagineux. Les deux autres festons de la valvule sont intimement soudés entre eux, et forment une seule valvule étroite, dont les bords sont épaissis et boursouflés. Les valvules de l'aorte et de l'artère pulmonaire sont normales. On trouve de nombreuses plaques athéromateuses sur la membrane interne de l'aorte et de l'artère pulmonaire. L'endocarde du cœur droit et de l'oreillette gauches est considérablement épaissi, et présente un aspect blanchâtre. Le trou ovale est fermé. Les deux plèvres contiennent beaucoup de liquide. Les poumons sont gorgés de sang et légèrement œdémateux. La muqueuse des bronches est injectée. Le volume du foie est à peu près normal. Le parenchyme de cet organe est dur, résistant, très-riche en tissu conjonctif. Les branches des veines sus-hépatiques sont considérablement dilatées jusque dans leurs plus fines ramifications, surtout dans le lobe gauche. La portion de veine cave située entre le cœur et le foie est énormément dilatée. Il est facile d'y introduire trois doigts; elle présente 4 pouces de circonférence. La portion de la veine cave située au-dessous de l'embouchure des veines sus-hépatiques semble, au contraire, à peine dilatée. La rate est très-volumineuse; elle présente 6 pouces de long sur 4 de large. Le parenchyme de cet organe est résistant, homogène, et offre une coloration d'un rouge brunâtre. La capsule est parsemée d'épaississements nombreux, dus à des proliférations de tissu conjonctif. Le pancréas est résistant et granuleux. Les capsules surrénales et les reins sont gorgés de sang, et présentent une résistance remarquable. La muqueuse de l'estomac et de l'intestin offre un gonflement dû à un catarrhe chronique. Les follicules isolés sont très-gonflés dans la portion inférieure de l'iléon ; on trouve un œdème sous-muqueux au niveau du côlon. Il existe des hémorrhagies dans la muqueuse de l'appendice vermiculaire.

Les parois crâniennes sont épaisses et lourdes. Les sinus de la dure-mère contiennent peu de sang. Les enveloppes du cerveau ne sont point hypérémiées. Les ventricules du cerveau renferment un peu de sérosité. Léger œdème du tissu cérébral.

L'examen des veines du cou montre que la veine jugulaire interne droite est énormément dilatée, surtout dans sa portion inférieure ou bulbeuse. Au niveau de la partie moyenne environ de son trajet, cette veine présente 2 pouces de circonférence. En pressant sur l'oreillette droite, ou sur le ventricule du même côté, on soulève une quantité considérable de sang qui traverse les valvules insuffisantes de la veine ; de façon qu'il est possible de reproduire le pouls veineux, même sur le cadavre.

La veine jugulaire interne gauche est beaucoup moins dilatée, et cependant son extrémité bulbeuse présente également une dilatation sacciforme. Il est difficile de produire le pouls veineux de ce côté, à cause de l'existence de caillots sanguins nombreux. Les veines collatérales qui se jettent dans la veine jugulaire interne sont considérablement dilatées, notamment les thyroïdiennes.

Les veines jugulaires externes des deux côtés sont fortement dilatées, mais les valvules de ces vaisseaux sont suffisantes. A gauche, l'extrémité inférieure de la veine offre une dilatation sacciforme, qui s'étend jusqu'au niveau de la valvule inférieure, et l'on peut se convaincre sur le cadavre que le bulbe qui présentait des pulsations pendant la vie appartenait en réalité à la veine jugulaire externe.

Conclusions.

1° Il existe dans l'insuffisance tricuspide des pulsations du foie. Pour les percevoir, il suffit de déprimer légèrement la paroi abdominale avec la main au niveau de l'épigastre et de l'hypochondre droit.

2° Les pulsations du foie ne sont pas des mouvements transmis par le cœur ou par l'aorte. Elles appartiennent à la glande hépatique elle-même. Le foie bat à la manière d'une tumeur érectile artérielle. L'organe tout entier est animé d'un mouvement alternatif d'expansion et de retrait.

3° Les battements du foie nous semblent incontestablement dus à un reflux qui s'opère dans toutes les veines sus-hépatiques au moment de la systole du ventricule droit. Ce qui prouve que l'ondée rejetée à chaque systole par le ventricule droit à travers la valvule tricuspide insuffisante, pénètre bien dans les veines sus-hépatiques, c'est que l'on trouve à l'autopsie ces veines énormément dilatées jusque dans leurs plus fines ramifications. La portion de veine-cave inférieure, située entre le cœur et l'embouchure des veines sus-hépatiques présente aussi un calibre très-augmenté, tandis qu'au-dessous du foie elle garde des dimensions à peu près normales.

4° La pulsation hepatique est le plus souvent simple, dans quelques cas cependant elle est double ou dicrote.

Elle répond à la systole du ventricule droit, et succède immédiatement au choc de la pointe du cœur.

5° Le battement du foie est un des premiers signes de l'insuffisance tricuspide. Il précède presque toujours le pouls veineux des jugulaires, et apparaît même avant la pulsation du bulbe.

6° Quand on constate nettement la pulsation du foie telle que nous l'avons décrite, et que cette pulsation coïncide avec la systole du ventricule droit, on peut affirmer qu'il y a insuffisance de la valvule tricuspide.

7° Les battements du foie peuvent apparaître *passagèrement* toutes les fois que sous une influence quelconque surviennent une dilatation passive du cœur droit et une insuffisance de la valvule tricuspide.

8° Le pouls veineux des jugulaires ne paraît pas avoir, au point de vue du diagnostic de l'insuffisance tricuspide, la même valeur que le battement du foie.

D'abord il apparaît longtemps après le battement du foie, et, si l'on en croit les observations de Friedreich, il peut se rencontrer quelquefois lorsque le cœur est tout à fait normal.

Dans ces cas, les valvules qui se trouvent à l'origine des veines jugulaires sont seules insuffisantes.

9° Nous basant sur le fait constaté dans notre sixième observation, nous admettons la possibilité d'un battement hépatique présystolique. Ce battement précède le choc de la pointe du cœur et se perçoit longtemps avant le pouls radial. Il indique une contraction exagérée de l'oreillette droite, et un obstacle apporté au passage du sang dans le ventricule droit; il doit par conséquent faire supposer un rétrécissement de l'orifice tricuspide.